免疫入門　最強の基礎知識

a Yuji

a pilot of wisdom

目次

第二章　自然免疫の第1システム――皮膚と粘膜によるバリア

第六章　免疫と病気
――アレルギーと自己免疫疾患

はじめに　新型コロナウイルスの検査と診療の現場から

新型コロナウイルス感染症と対峙《たいじ》してすでに1年半がたとうとしています。わたしたちはこの間、不安と恐怖を前にしながらもこのウイルスに立ち向かい、克服するためにあらゆる努力をしてきました。これまで手洗いやうがいを嫌がってほとんどしなかった幼い子どもも、診察室に入る前に手指を丁寧にアルコールで消毒してくれています。

感染症を予防するためにわたしたちは、手を洗ってマスクを着用しながら、自分の免疫の状態を自らに問うことになりました。はたして自分の免疫のレベルはどの程度なのだろうか。ウイルスが近寄ってきたら避けることはできるのだろうか。人生のうちでこれほど免疫について考えたことはあっただろうか、と。

新型コロナウイルスの流行第1波と呼ばれる時期、感染が拡大していよいよ深刻な事態

PCR検査時の著者

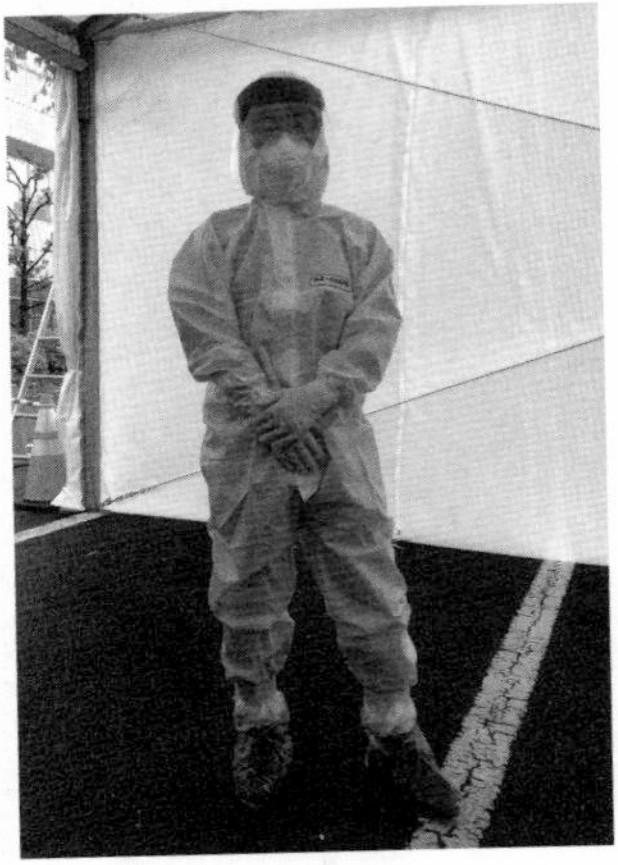

となりつつあった2020年4月、わたしは当時、大阪市都島《みやこじま》区医師会の会長をしていた関係で、同区内に設置されたPCR検査場にて、現場の医師の指揮官として感染の可能性がある方たちの検査にあたっていました。受検者の方たちは一様に強い緊張の表情を浮かべられ、陰性の方でも疲労困ぱいの様子が見てとれました。

周知のとおり、第1波が収束したかと思われた矢先に第2波・第3波に見舞われ、世界的にパンデミックは加速しました。第3波以降、当院も新型コロナウイルス感染症の診療検査医療機関としての指定を受け、感染が疑われる患者さんの診療・検査を実施しています。また医療現場の人材不足により、臨時的に陽性患者の治療を実施しているところです。

その検査や臨床の現場で患者さんの不安の声を耳にし、また、「免疫って何？　どんな形をしてどこにいるの？」「免疫力を高めるために自分でできることはあるの？」「ウイルスと細菌って別ものなの!?」といった質問を、小学生から90代の方たちまでに連日受けています。

「誰もが免疫という自分の体を守るしくみを持っています。そのしくみは毎日の生活の中で、自分自身で強くすることができるのですよ」と答えると、納得された患者さんは少し表情が明るくなられ、不安感を払拭されることもあるようです。この様子からわたしは、誰もが持つ免疫というしくみがいかに理解されていないか、しかし理解すればいかに強い味方になり得るのかを実感しました。

そこで本書では、臨床医の立場から、新型コロナウイルスへの疑問や、そもそも免疫とは何なのかといったこと、免疫反応を増強する方法などについて、患者さんにお答えしている内容をまとめました。

第一章では新型コロナウイルス流行に伴ってよく耳にするようになった免疫にまつわる事象を確認し、第二章と第三章では免疫システムとして最初に働く自然免疫について、第四章では自然免疫を突破してきたウイルスや細菌を撃退する獲得免疫について理解を深めます。続く第五章では、いったい免疫のしくみは体のどこでどう働いているのかを詳しく述べ、第六章では免疫の誤作動によるアレルギー性疾患などについて考え、最後の第七章で免疫を増強する具体的方法を紹介します。

患者さんたちに話をする中で、「この言葉は、いまの中学や高校の保健体育、高校の生物基礎で習いますよ」と伝えると、専門的に聞こえる用語でも興味や関心の反応が高いことがあるため、本文ではそれら、高校までの教科書に出てくる用語で重要と思われるものや、時節柄わたしが独自に強調しておきたいと判断した言葉を太字にしています。

免疫を理解するにあたっては、「誰が・いつ・どこで・何を・なぜ・どのように」働いているのかという5W1Hをポイントとして押さえながら、その働きぶりやしくみをストーリーとしてイメージするとよりわかりやすくなるとわたしは考えています。その点を意識して執筆しました。

はじめにお伝えしたいのは、免疫の「免」は「まぬがれる」という意味で、「疫」は「疫病・流行《はや》り病」を示し、免疫とは「疫病（伝染病・感染症）からまぬがれる」という意味だということです。一度、はしか（麻しん）や風しんなどの感染症にかかった人はその後はかからなくなるか、かかっても軽症ですみます。これを「免疫ができた」と表現していますが、わたしたちの体ではそうなるように、ウイルスや細菌の感染や重症化をできるだけ防ぐための免疫というしくみが働いているわけです。

その働きぶりを聞けば聞くほど、知れば知るほど、感嘆するほどに免疫はヒトの体を守っているということがわかります。さらに、免疫とは、実は誰もが持つ、自分で病気を治す力であることに気づきます。一方で、免疫が過剰に働くことによる身近な病気があることも理解ができるでしょう。

感染症の流行下にあるいまこそ免疫の実態とは何かを知って、自分の健康のありようを見つめていきましょう。

第一章　感染症がわかる10のポイント

本章ではまず、免疫の全体像を見る前に、２０１９年末に特定された新型コロナウイルス（SARS-CoV-2）による新型コロナウイルス感染症（COVID-19）に関して、患者さんから質問が多いポイントを中心に紹介します。

新型コロナウイルスに関しては２０２１年4月現在では効果を示す治療薬はなく、やっとワクチン接種が始まったばかりで医学的な全容解明にはほど遠い状態です。しかし世界的に、これを機に免疫とは何かを理解しようという機運は高まっています。患者さんの「ニュースで耳にしたけれど意味がもうひとつわからない」という免疫に関する言葉や事象について見ていきましょう。

Q１　ウイルス、細菌、真菌はどう違う？

感染症と闘うにあたり、まずは敵を知ろうということで、最初に患者さんから最も質問が多い「ウイルスと細菌って違うものなの？」という問いに答えます。

「ウイルスと細菌は同じばい菌でしょう？」「ウイルスと細菌って親戚みたいなもの？」

などとよく聞かれますが、結論から言って、ウイルスと細菌はまったく別のものであり、親戚でも仲間でもありません。

感染症の原因になるものとして、「**ウイルス**」「**細菌**（バクテリア）」「**真菌**（カビなど）」「**微生物**」「**病原体**」などの言葉がメディアで頻出しています。はじめに、これらがどう違うのかについて整理しておきましょう。

感染とは、病原体がヒトの体の表面に付着した、また体内に侵入して増殖や定着した状態、その過程のことをいい、そうして引き起こされた病気を**感染症**と呼びます。

微生物とは、あらゆる生物の周りに無数に存在する多種多様の目に見えない小さな生物のことです。そのうち、ヒトにとって良い働きをするものもいれば、病気を引き起こすもの、どちらでもないもの、ときと場合によってその特性が変わって有害になったり無害になったりするものもいます。医学ではこのうち、感染症を引き起こす微生物のことを病原体と呼びます。

ヒトに感染症をもたらす主な病原体には、ウイルス、細菌、真菌があり、次のように、それぞれ大きさや特徴が異なります。

〔ウイルス〕

種類：新型コロナウイルス、インフルエンザウイルス、ノロウイルス、肝炎ウイルス、ロタウイルス、アデノウイルス、コロナウイルス、麻しんウイルス、風しんウイルス、ヘルペスウイルス、HIV（ヒト免疫不全ウイルス）など。

大きさ：0・02～0・3マイクロメートル（㎛）。1マイクロメートルとは1ミリの1000分の1で、その1000分の1が1ナノメートル（nm）。つまりウイルスは20～300ナノメートルです。想像がつきにくいかもしれませんが、次に紹介する細菌よりも超極小だとイメージしてください。一般の光学顕微鏡では観察できず、電子顕微鏡で見ることができます。

特徴：ウイルスとは、タンパク質の殻（カプシド）の中に遺伝情報を記録した核酸（DNAかRNA）が入っている微粒子です。細胞ではないので自分自身で増殖することはできず、

図1　ウイルスの種類（イメージ）

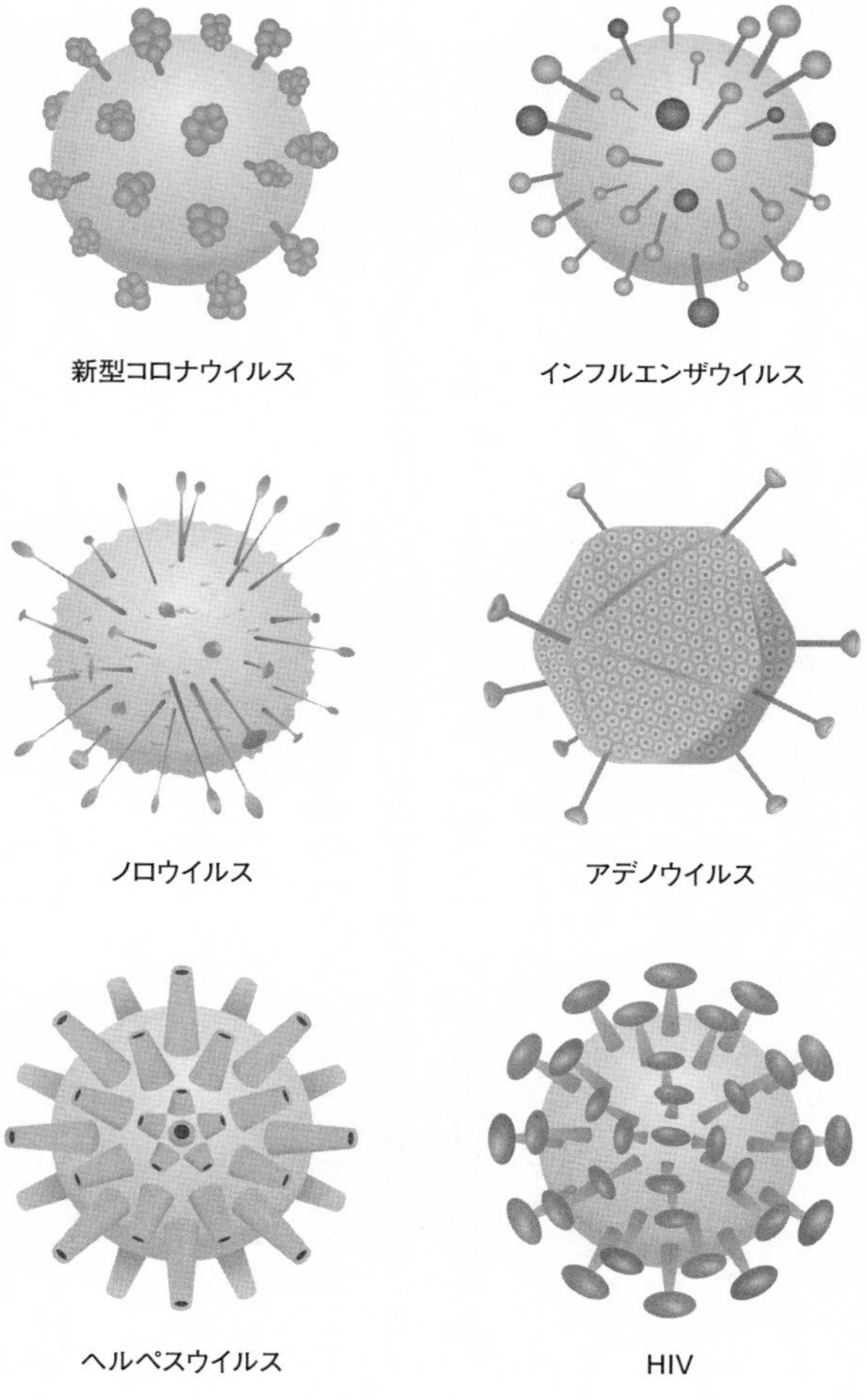

ヒトなどほかの生物の細胞の中に侵入し、その宿主《しゅくしゅ》（寄生する相手）の細胞内の遺伝子やタンパク質を利用して増殖していきます。Ｑ３で後述しますが、ウイルスはこの特性から して「生物」ではありません。

ウイルスは動植物の細胞にくっつくと増殖が速く、次々と入れ替わって遺伝子の**突然変異**が頻繁に起こります。遺伝子とは、ウイルスを形成するためのタンパク質の設計図と言えます。これから紹介するウイルスと闘う多くの**免疫細胞**たちは、相手が病原体なのかどうかをタンパク質の「形」で見分けて攻撃を仕掛けるのですが、設計図である遺伝子が変異するとウイルスの形が変わってしまうため、免疫細胞は「この微生物は病原体なのか？」と把握できなくなります。すると**免疫**のしくみは働かないか、働きにくくなります。

ウイルスには、タンパク質の殻と核酸だけでできたタイプと、その周囲を脂質の膜で覆われたタイプがあります。この膜のことを「**エンベロープ**」（封筒の意）と呼び、前者の脂質の膜で覆われていない**ノンエンベロープウイルス**と、後者の**エンベロープウイルス**に分類されます。新型コロナウイルスは後者のエンベロープウイルスで、これについてはＱ２で述べます。

身近なウイルスでエンベロープを持たないタイプの例では**ノロウイルス**があります。急性の胃腸炎や食中毒の症状の「感染性胃腸炎」の原因となるウイルスで、とくに冬季に発生が急増します。酸に強く、食品中にひそんでいて食べてしまった場合、胃酸（Q15）では殺菌できずに腸管まで達するため、おう吐、下痢、腹痛などの症状を引き起こします。

ノロウイルスはエンベロープがない分、アルコールによるダメージを受けにくく、アルコール消毒の作用はエンベロープを持つタイプよりも弱くなります。感染力が非常に強く、乾燥や熱にも強いうえにアルコール消毒だけでは除菌効果は望めず、吐しゃ物処理後や排便後には手指に付着したという自覚がなくても、石けんで手指を丁寧に二度洗うこと、また、吐しゃ物の処理には濃度0・1％の次亜塩素酸ナトリウム液（次亜塩素酸ナトリウムを含む家庭用の塩素系漂白剤を薄めることで代用できます）を浸したペーパータオルなどで慎重にぬぐい取る必要があります。

〔細菌〕

種類：大腸菌、結核菌、サルモネラ菌、ブドウ球菌、ピロリ菌、スピロヘータ、緑膿菌《りょくのうきん》、コレラ菌、赤痢菌、炭疽菌《たんそきん》、ボツリヌス菌、破傷風菌、レンサ球菌、乳酸菌など。

大きさ：0・2〜5・0マイクロメートル（μm）。光学顕微鏡で観察が可能。

特徴：細胞膜と細胞壁、外側に線毛（繊毛と表記することもあります。74ページ）、鞭毛《べんもう》、内側は染色体とリボソームでできています。形が特徴的で、球形、桿状《かんじょう》（棒状のこと）、らせん状、糸状などがあります。ヒトの体内で定着し、栄養を摂取して細胞分裂を繰り返し、自己を複製・増殖しながら細胞に侵入する、また毒素を出すなど悪さをして細胞を傷害します。細菌は1個の細胞からできている単細胞生物です。

〔真菌（カビや酵母の総称）〕

種類：白癬菌《はくせんきん》（みず虫）、カンジダ、アスペルギルスなど。

図2　細菌の種類（イメージ）

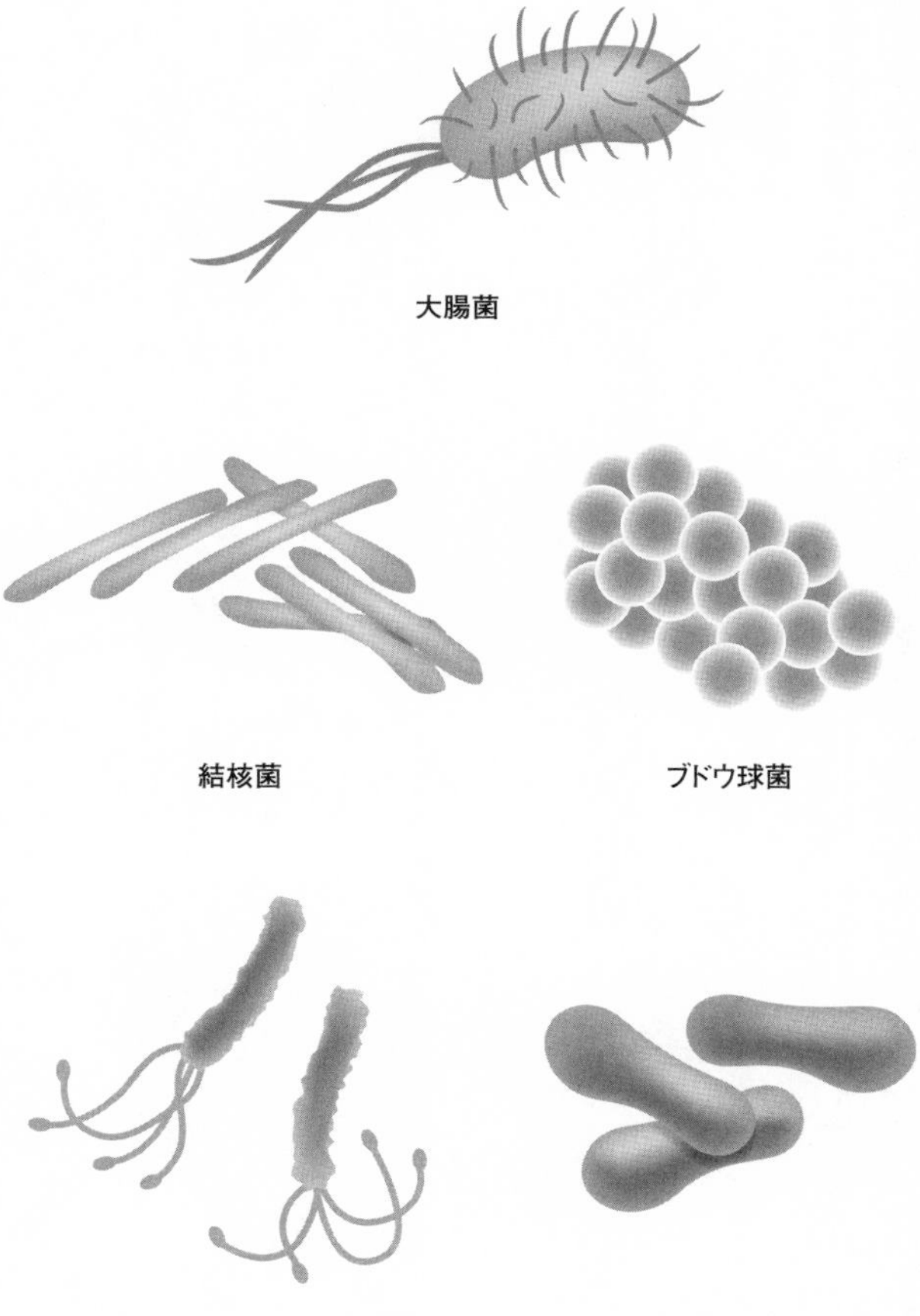

図3　真菌の種類（イメージ）

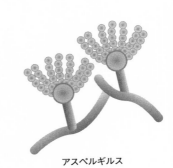

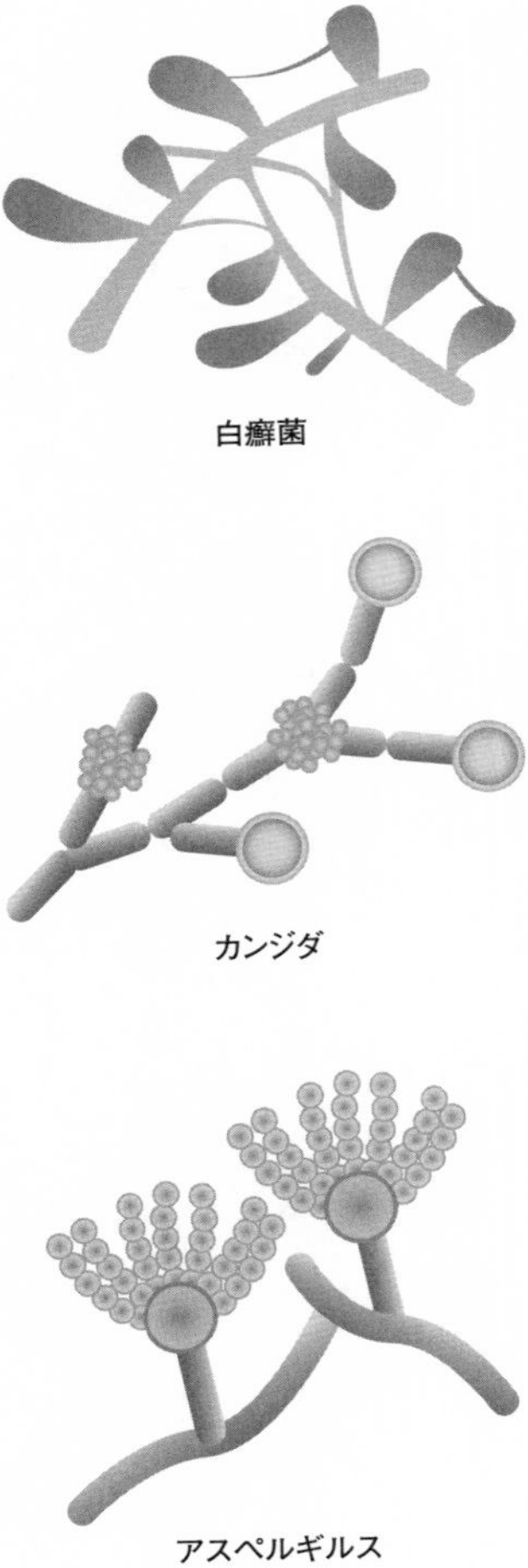

大きさ：3・0〜40・0マイクロメートル（µm）。

特徴：真菌は葉緑素を持たない植物性の生物です。長い間、植物の仲間に分類されていました。固着して動かず、細胞壁を持ち、胞子をつくる点が植物と類似しているからです。

名称に「菌」とつくので細菌の仲間と勘違いされやすいのですが、細胞の構造はまったく異なります。真菌は核と呼ばれる「ＤＮＡなどの遺伝情報を包み込む膜」を持ち、ヒトに近い構造です。

みず虫を経験した人は、なかなか完治しないことに気づくと思います。医療機関を受診すると、「一見して治ったように思っても、その後数日から1カ月は抗真菌剤を塗る必要がある」と言われるでしょう。それは、真菌はヒトの細胞に定着し、体である菌糸《きんし》が成長と枝分かれによって発育していく特性がある病原体だからです。

病原体にはこのほか、ヒトや動物などに寄生して生きる「**寄生虫**」があります。回虫やぎょう虫のほか、ダニやノミ、シラミも寄生虫に分類されます。寄生虫によって引き起こされる寄生虫症は感染症のひとつです。

それぞれの特徴がわかったところで、改めて強調しておきたい、これらの大きさの比較をしてみましょう。大きさの違いを把握することは、マスクの素材の選び方ひとつにして

図4　ウイルス・細菌・真菌の大きさの比較

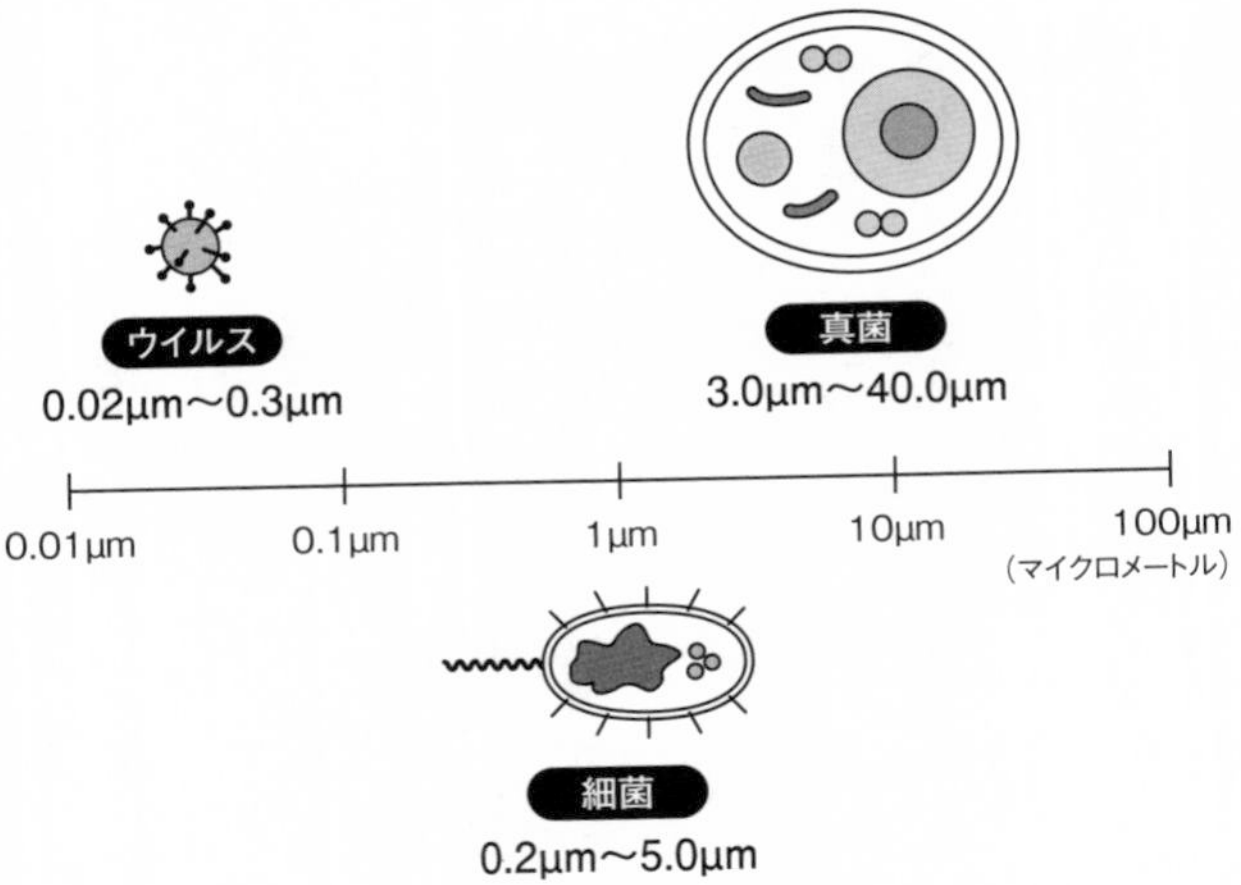

も、感染症対策にとって重要なポイントとなります。

図4をご覧ください。ウイルスは細菌や真菌に比べて超極小であることがわかります。電子顕微鏡で観察しないと姿が見えないほど小さなウイルスは、布やウレタンなど、マスクの素材や形状によってはすき間を通って鼻や口から侵入してくる可能性が高いわけです。

A1　ウイルス、細菌、真菌はまったく別もの。ウイルスは超極小で変異を繰り返す。

Q2 新型コロナウイルスの特徴は？

ここで、新型コロナウイルスの特徴を理解しておきましょう。新型コロナウイルスはQ1で述べた「脂質の膜のエンベロープ」を持つ**RNAウイルス**の一種です。Q1で事例として挙げたうち、インフルエンザウイルスや風しんウイルスもこのタイプです。脂質の膜に、トゲトゲのスパイク状のタンパク質が多数つき刺さった形をしています（図5）。

図5　新型コロナウイルスの電子顕微鏡写真

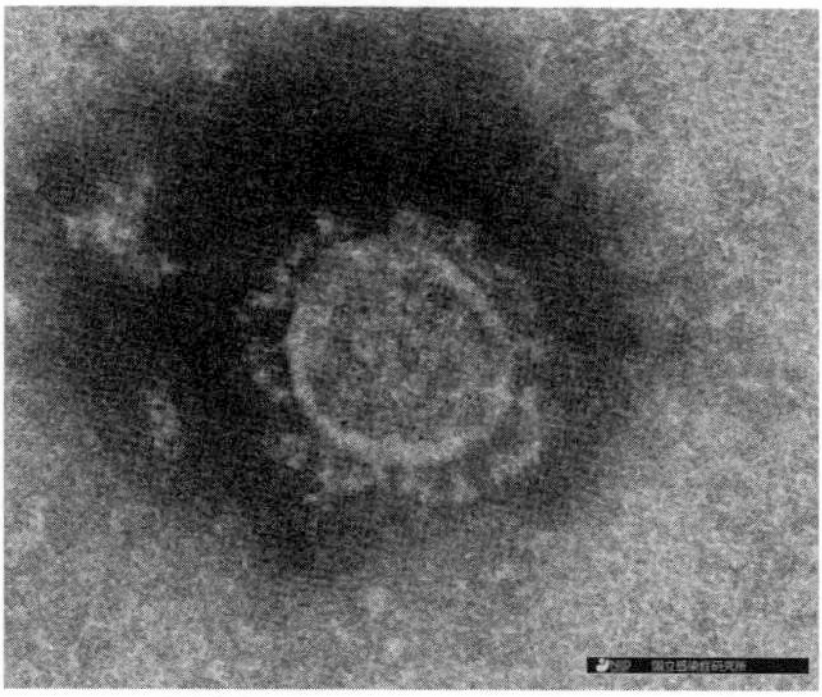

国立感染症研究所ホームページより

つまり新型コロナウイルスなどのエンベロープウイルスは脂質とタンパク質でできているため、洗剤や石けん、アルコール（市販の手指消毒用アルコールなど。厚生労働省は濃度

70％以上95％以下のエタノールを推奨）で洗浄することで除菌が可能なのです。

新型コロナウイルスはヒトの鼻腔《びくう》や口腔などの粘膜の細胞から入り込んで増殖しますが、健康な皮膚《ひふ》からは侵入できないと言われています。そこで、自らの粘膜の免疫細胞（Q18）などのありようが感染対策の要となってきます。それについてはこの先、本書で詳しく紹介していきます。


新型コロナウイルスが「7番目のコロナウイルス」であることはすでによく知られています。コロナウイルスは、一般の風邪から肺炎まで、呼吸器疾患を引き起こす多種多様なウイルスの一群です。多くは動物に感染しますが、そのうちの7種類がヒトに病気をもたらします。1番目のコロナウイルスは1965年に発見され、4番目まではヒトに感染が蔓延《まんえん》して一般の風邪の原因となります。多くの子どもが6歳までに一度は罹患《りかん》します。

その後、2003年に「SARSコロナウイルス（重症急性呼吸器症候群コロナウイルス・SARS-CoV）」が特定され、2012年には「MERSコロナウイルス（中東呼吸器症候群コロナウイルス・MERS-CoV）」が、そして2019年には、新型コロナウイルスが新型コロナウイルス感染症の原因として特定されました。新型コロナウイルス感染症は、周知のとおり、急性呼吸器疾患を引き起こしてときに重症化し、致死的な症状をもたらすことがある病気です。

では、新型コロナウイルスはどうしてここまで世界的に流行が拡大したのでしょうか。それにはいくつかの要因があります。ひとつには「感染力が強い」と言われています。その根拠として、「1人の感染者が何も対策をしないで何人に伝染させたか」(「基本再生産数」といいます)の平均が2～3人であることが挙げられます。この人数が1・0や0・8などであれば感染力が弱いと判断されます。インフルエンザウイルスは2・0～3・0、麻しんは12～18と感染力が強いことが知られていますが、インフルエンザにはワクチンと治療薬が、麻しんにはワクチンが、そして人類の経験、学習があります。

もうひとつは、感染していても無症状の人が多いこと、また発症の2日前から他者に感染させる可能性があることが挙げられます。この場合は感染者に自覚がなく隔離もできないために、気づかないうちに感染を広げている可能性があるということです。

また、Q1でウイルスは変異しやすいと述べましたが、新型コロナウイルスも変異が繰り返され、世界で最初に確認された武漢型からヨーロッパ型、さらに多くのタイプの報告が続いています。2021年4月現在、世界的に感染の拡大が懸念されているのは、イギリス型、南アフリカ型、ブラジル型などの種類です。

問題は、変異したウイルスが人体にどういう影響をもたらすか、感染力や毒性はどう変化したのか、ワクチンは効くのか、といったことです。

2020年11月には、「変異型は武漢型より高い増殖力と飛沫《ひまつ》感染力を示す」という研究結果が東京大学医科学研究所感染・免疫部門ウイルス感染分野らのチームによって報告されています（米『サイエンス』誌オンライン版に掲載）。また、イギリスからは「感染力も致死率も高い」という報告や、フランスからは「PCR検査で検出されにくい」変異ウイルスの報告もあります。

これまでに判明していることとして、感染力が強くなっていること、今後は変異ウイルスが主流になっていくであろうこと、そうすると感染者も重症者もさらに増えることなどが挙げられます。

ウイルスは、感染した宿主の細胞内で自身を複製（コピー）して増殖していきます。その過程でたびたびコピーエラーを起こしながら、生存能力の高いウイルスが生き残っていくのです。このことは、ヒトにとっては逆にやっかいなウイルスが生き残ってしまう、ということになります。

では、変異ウイルスに対してはどのように対策をすれば良いのでしょうか。自分でできることとしては、これまでどおりに、ウイルス対策に有用と思われるタイプのマスクの着用、「密集・密接・密閉」を避ける、手洗いやせきエチケット、換気、風邪のような症状があれば外出を控えるといった、従来の予防策が有用です。

A2　新型コロナウイルスは脂質の膜を持つタイプ。感染力が強く、変異を繰り返す。

Q3　ウイルスとは何もの？　生物ではない？

Q1で、「ウイルスは生物ではない。細菌と真菌は生物である」と述べました。では、ウイルスとはいったい何ものなのでしょうか。

まず、生物の定義として、次の3つが条件とされています。

1　自分と同じものをつくることができること（自己複製する。自分の遺伝子を受け継ぐ子孫を自分でつくることができるという意味）
2　細胞で構成されていること（体が膜で仕切られている）
3　代謝を行うこと（取り込んだ物質からエネルギーを生み出して生命維持活動を行う）

ヒトはこの3つを満たすので、生物です。ではウイルスはどうなのか。ウイルスは生物ではないと前述しましたが、これは免疫を考えるうえで重要なポイントになるため、ここで生物としての3つの条件と照らし合わせてみましょう。

1　ウイルスはほかの細胞に入り込んでその細胞の中で増えることはできるが、細菌や細胞のように自分で分裂して2個、4個、8個と増殖することはできない。
2　Q1で述べたように、核酸（DNAかRNA）がタンパク質の殻で包まれただけの単純な構造で、細胞で構成されているとはいえない。
3　ミトコンドリア（細胞内小器官のひとつで、エネルギー産生の役割がある）を持たず、自分ではエネルギーを生み出さないので代謝を行うとはいえない。

つまりウイルスは3つとも条件に合わず、生物の定義にあてはまらないのです。ただし、寄生した宿主の細胞を利用して核酸やタンパク質をつくって増えることはできるため、なんとも微妙な存在と言われます。医学者の間でも議論がかわされていますが、現在のところ、「**生物と非生物の間**」と表現されています。

新型コロナウイルスやインフルエンザウイルスは生物ではないため、やっつけた場合でも「ウイルスが死んだ」とは言いません。「不活化した」とか「失活した」と表現します。

これらのことから、ウイルスと細菌は別ものであるわけです。ウイルスをばい菌と呼んではいけない、という医学者もいます。

A3　ウイルスは生物ではなく、「生物と非生物の間」。

Q4　ウイルスや細菌に抗生物質は効く?

ウイルス、細菌、真菌の違いがわかったところで、患者さんがお知りになりたいことのトップは、「医薬品の**抗生物質**（抗菌剤）はこれらに効くのか」ということです。繰り返しますが、ウイルスと細菌は、大きさも特徴もヒトへの感染の方法もまるで異なります。当然、有効な薬も異なってきます。

抗生物質が効力を発揮するのは細菌のほうです。抗生物質は細菌の細胞の構造を破壊し、細胞が増殖することを防ぐように働きます。いまでは多種の抗生物質が開発されて、結核菌や肺炎球菌による肺炎、同じく肺炎球菌やインフルエンザ菌（インフルエンザウイルスではない）による中耳炎や副鼻腔炎、溶連菌による扁桃炎《へんとうえん》、またケガや抜歯による化膿（Q21）など、細菌による感染症はそれほど怖くはなくなりました。

一方、ウイルスには抗生物質は効果がありません。これは患者さんにしばしば質問されることの答えですが、風邪やインフルエンザ、ノロウイルスによる食中毒はウイルスによってもたらされる病気ですから、抗生物質を服用しても効果はありません。新型コロナウイルスにももちろん効きません。ただし、新型コロナウイルス感染症やインフルエンザ、風邪にかかったときに、炎症（Q21）が長く続いていると抗生物質が処方される場合もあります。それは症状が悪化すると、別の細菌が原因となって二次的な副鼻腔炎や気管支炎、肺炎などの炎症が起こっている可能性が高いからです。Q10も参照してください。

ウイルスがもたらす感染症に有効なのは抗ウイルス薬です。抗生物質に比べて種類は少ないですが、抗インフルエンザウイルス薬、抗ヘルペスウイルス薬、抗肝炎ウイルス薬、抗ＨＩＶ薬などがあります。ただし、麻しんや風しん、おたふくかぜのムンプスウイルス、ノロウイルス、また多くの風邪のウイルスには現在も有効な抗ウイルス薬はありません。

「風邪薬はありません」と言うのはこのためです。これらの疾患には、医師が患者さんの症状に応じて対症療法としての医薬品を処方しています。

新型コロナウイルスに有効な薬が待たれていますが、抗ウイルス薬をつくるのはとても難しいことです。ウイルスはタンパク質の殻に核酸（DNAかRNA）が入っているだけで、とても単純な構造です。細菌のように細胞壁や細胞膜があって、それを破壊できるつくりではないので、弱点が少ないと言えます。また、ウイルスは細胞壁を持たない構造のために感染細胞ごと殺傷する必要があること、変異が激しいことなどにより、細菌に比べて、有効な薬をつくるのが難しいわけです。

A4　抗生物質の効果があるのは細菌による感染症。ウイルスには効かない。ただし二次的な細菌感染には投薬する場合もある。

Q5　新型コロナウイルスでの死亡率が欧米より日本が低い理由……交差免疫とは何？

新型コロナウイルス感染症による2020年の死亡率について、日本を含む東アジアの国は欧米に比べてかなり低いということが知られています。それには特殊な要因があるのでは、という研究が進んでいます。それを解明するキーワードが「**交差免疫**」です。

免疫のしくみはこのあとの第二章以降で説明しますのでそちらを参考にしていただくとして、ここでは「交差免疫」について述べます。交差免疫とは、「Aという感染症に対する免疫を持っていると、次にAウイルスと『類似した』別のBウイルスが侵入してきたときにも免疫が働き、B感染症にはかかりにくくなる」という事象です。「**交差反応**」ともいいます。

ヒトがよく罹患する普通の風邪の原因となる4種類のコロナウイルスのことを**季節性コロナウイルス**と総称しています。この季節性コロナウイルスに感染した経験がすでに免疫（抗体）を産み出していて、それが新型コロナウイルスによる症状を抑えているのでは、と考えられているのです。

国によって重症化率や死亡率に大きな差があるのは、交差免疫の働き具合である交差免疫力の違いだという報告がいくつかあり、注目されています（米ボストン大学のマニッシュ・サーガル氏による研究論文、米・科学誌『セル』に掲載された米ラホヤ免疫研究所による報告、英・科学誌『ネイチャー』に掲載された独ベルリン・ブランデンブルク再生治療センターによる報告など）。

いずれも免疫細胞のひとつ、T細胞（第四章以降で詳述します）が過去に感染した「類似した（同族の）」ウイルスを記憶している（免疫記憶という働き。Q29で説明します）ことによる反応であると論じています。新型コロナウイルスではまだ仮説の段階ですが、ワクチンの開発に関わる事象であるため、国内外で研究が続いていると言われます。

これまで季節性コロナウイルスによる従来の風邪は、東アジアの国を中心に流行を繰り返してきました。その感染による免疫の記憶がいま、新型コロナウイルスに対して働いて重症化を防いでいるのでは、と考えられているのです。

なお、花粉症と食物アレルギーの交差反応については医学的に立証されています。Q42

で詳しく述べましょう。

A5　「普通の風邪」による免疫が新型コロナウイルスでの重症化を防ぐ……交差免疫が働いている可能性がある。

Q6　マスクをすると新型コロナウイルスに対する免疫がアップする？

もうひとつ、日本が欧米よりも死亡率が低い要因として、「マスクの着用率」が挙げられます。２０２１年４月現在、世界中の医学者、科学者が新型コロナウイルスの感染予防策のひとつとしてマスクの効能を認めていますが、米カリフォルニア大学サンフランシスコ校医学部のモニカ・ガンジー教授は米『ニューイングランド・ジャーナル・オブ・メディシン』誌に掲載された論文で、「マスクを着用すると、吸い込むウイルスの量は減る」と述べたうえで、複数のメディアで「微量のウイルスによる無症状の感染はT細胞による強力な免疫反応と関連している。これが新型コロナウイルスに対して有効な可能性がある」と伝えています。

同様の内容は2020年11月8日に放送されたNHKスペシャル『新型コロナ　全論文解読～AIで迫る　いま知りたいこと～』でも取り上げられ、別の研究である米インディアナ州の病院による調査とともに紹介されていました。

その病院の報告によると、「マスクを着用していて感染した人のうち、92・3%が無症状だった。しかもその全員が新型コロナウイルスの抗体を獲得していた（免疫ができていた）」とあり、番組では、ウイルスに微量に感染することで免疫細胞が訓練されて知らない間に抗体がつくられていたと伝えています。

医療関係者たちがマスクを通して微量のウイルスを吸い込んでいると、症状が出ないうちに免疫細胞が刺激され、いつの間にか抗体の量が増えて「免疫を獲得した」状態になったというのです。

いわば、自然のワクチン接種です。

これもまだ仮説の段階で、疑問視する医師も多いようです。

ただ、実は医師ら医療関係者の間ではずいぶんと以前から、「マスク越しのウイルスの微量感染は免疫力を高めるよね」と言われていました。わたし自身、インフルエンザも風邪も流行期には数えきれないほど多くの患者さんの治療にマスクをしてあたりますが、インフルエンザには一度もかかったことがなく、風邪もほとんどひいたことがありません。もちろん、体力や生活習慣、基礎疾患の有無など多くの要因が重なってのことでしょうが、「マスク越しの微量感染による免疫の獲得」が証明されるのであればありがたいことだと考えています。

また、水ぼうそうや帯状疱《ほう》しんの患者さんを多く診《み》る皮膚科医は、帯状疱しんにはまず罹患しないとも言われています。これも同じようなことが起こっている、と医師の間ではよく話題にのぼります。

日本人は欧米人に比べて昔から、冬季はマスクの着用率が高いことが知られています。「ヨーロッパの街中でマスクをして歩いていると奇異の目で見られた」という日本人は多いでしょう。しかしその日本人のマスク着用習慣がいま、新型コロナによる重症化を抑えているのかもしれない、という医学的研究結果につながり始めています。

A6 「マスク越しの微量感染によって免疫を獲得している」という医学的研究結果がある。

Q7 BCGワクチンは新型コロナウイルスにも有用? 訓練免疫?

2020年の春ごろから国内外で、「幼少期にBCGの**予防接種**を実施している国では、新型コロナウイルスの感染者、死亡者が少ない」という報告が複数ありました。推察されているのは、BCGワクチンが**自然免疫**(Q12)を強化しているのではないかということです。国によって環境や医療状況、経済状況など多様な違いがあることを考慮しても、BCGの接種をしている国は新型コロナウイルス感染症による死亡率が低いという報告もあります。

京都大学の特任教授で米ミシガン大学教授の北山忍氏らの研究グループは同年8月「B

CGワクチン接種義務の制度化が新型コロナウイルスの拡散率を低下させる可能性を示唆」という研究報告を発表しました。

免疫のしくみとして、病原体が侵入しようとしたときにまずヒトの体で働くのは自然免疫チームです（第二、三章で詳しく述べています）。この自然免疫として働くマクロファージや樹状細胞などは外敵をパクパクと食べて撃退、その食べかすを病原体の情報として、次に働く**獲得免疫**（Q12）チームに伝達します。

自然免疫チームで活躍するそれらの免疫細胞は、攻撃対象をパクパク食べるだけの原始的な働きをするものと思われていましたが、近年では、BCG接種によって活性化し、病原体に対する防御作用が強化され、その作用時間も持続することがわかっています。このように、自然免疫チームの免疫細胞が病原体に的確に立ち向かうように訓練されることを「**訓練免疫**」と呼びます。

ただ、ニュージーランドのようにBCGを接種していなくても感染者数が極めて少ない国もあれば、ペルーのように接種しているのに多い国もあり、その真偽は現在、科学的に解明されたと言える段階ではありません。また、BCGを成人がいまから接種することは医療上、現実的ではありません。

患者さんの中には、「ＢＣＧワクチンを接種しているので、新型コロナウイルスには感染しませんよね?」と聞かれる方もいらっしゃいます。これは早計です。ＢＣＧの接種をしたからといって手を洗わない、マスクをしない、人が密集している場所に出向くといった行動は禁物です。

現在は、「いえいえ、仮説の段階です。決して大丈夫だと思わずに、十分に感染予防を行ってください」と答えています。ＢＣＧワクチンが新型コロナウイルスなどを予防するのであればありがたいことですが、臨床医としては、むしろこういった思い込みで感染予防をしない人が増えはしないかということのほうが心配です。

なお、ＢＣＧワクチンは以前から、結核の予防以外にも、小児期の呼吸器感染症や敗血症を減らし、低出生体重児の死亡率を下げるといった報告もありますが、これらについても、まだ十分に解明されたわけではありません。

Ａ７　研究報告はあるが現在は仮説段階。ＢＣＧワクチンの接種は訓練免疫の強化になる可能性も。

Ｑ８　インフルエンザワクチンは新型コロナウイルスの症状を抑える？　それぞれの診断法は？

ワクチンの種類や役割はＱ46で触れますが、インフルエンザワクチンは**生ワクチン**（ウイルスや細菌の毒性や病原性を人為的に極度に弱めたもの）ではなく、ウイルスを不活化させたワクチン（ウイルスや細菌を「殺して」、毒性をなくしたもの）を用いています。**不活化ワクチン**では訓練免疫は起こりません。

先述のようにインフルエンザウイルスは新型コロナウイルスと同じＲＮＡウイルスであるため、インフルエンザワクチンを接種すると新型コロナウイルス感染症の症状を抑える

図6　新型コロナウイルス（上）とインフルエンザの迅速検査キット

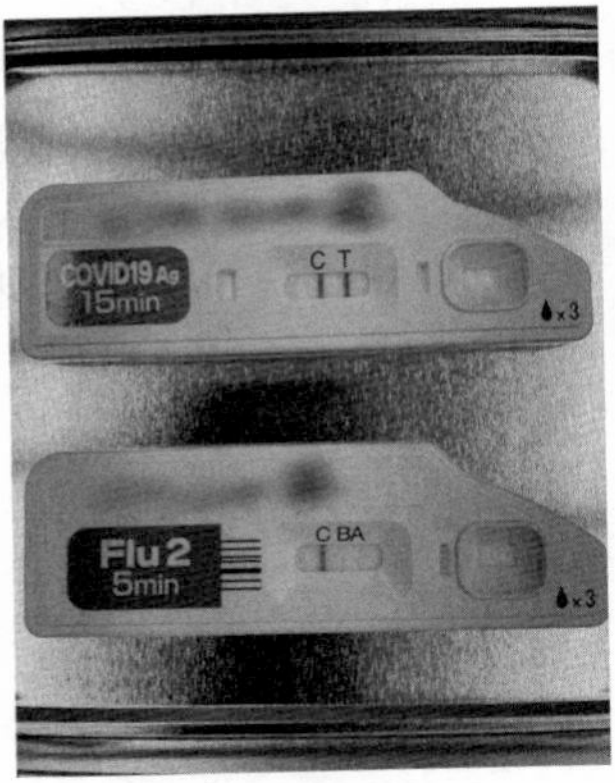

新型コロナウイルスは陽性で、インフルエンザは陰性の結果例。
画像：とおやま耳鼻咽喉科

可能性がある、という報告も出ています。ただ、これらの実証には大規模な研究が必要となるため、すぐに結論が出されることは期待できないと推測されています。

現在のところ、インフルエンザワクチンの接種が勧められるのは、インフルエンザにかからないため、かかっても軽症で抑えるためという目的です。新型コロナウイルスと関連付けられるのは、インフルエンザと新型コロナウイルスの症状は類似しているため、発熱やせきの症状が出た場合、ご自身でも医師でも、判別が難しいからです。

医療機関では、発症初期はインフルエンザか新型コロナウイルスなのか、症状からは判断できません。そのため、検体を採取して両方の検査を実施します。新型コロナウイルスは抗原検査の場合、インフルエンザと同じく迅速検査です。迅速検査とは、インフルエンザで検査をした経験がある人ならおわかりと思いますが、特別な検査機器を用いずに、鼻やのど、目などの粘液を綿棒でこすりとったものや鼻腔洗浄液などを検体として採取し、短時間（目安として約15分以内）で正確に安全に陽性か陰性かを判断する「検査キット」を使用する検査法です。

ほかにアデノウイルス、RSウイルス、ヒトメタニューモウイルスなどにも迅速検査キットがあります。

新型コロナウイルスの検査キットでは、患者さんの鼻の奥に綿棒を差し込んで擦過し、鼻咽頭ぬぐい液を採取して、試薬の入った容器にその綿棒の先を入れて試薬に溶かした後、プレートのしずくマークの部分に3滴垂らして結果を待ちます。インフルエンザは5分で、新型コロナウイルスは15分で判定されます。PCR検査は、検体（唾液や鼻咽頭ぬぐい液）を三重に梱包《こんぽう》して検査会社に搬送し、結果が出るのはたいてい翌日になります。

A8　現在は立証されていない。症状が似ているため医療機関では両方の検査を行う。

Q9 新型コロナウイルス感染症で、嗅覚や味覚に異常が起こるのはなぜ?

新型コロナウイルス感染症の初期症状として、「急ににおいがわからなくなった」という症状が知られています。ときに奇異に感じられる症状のように報道されており、わたしは耳鼻咽喉科の専門医であるため、患者さんだけではなく、知人の医師や医療関係者から「なぜそういうことが起こるのか」と日々、質問を受けています。

新型コロナウイルスの場合、嗅覚異常に伴うもうひとつの特徴が挙げられます。それは、「鼻づまりはとくにない」ということです。風邪をひくと鼻が詰まってにおいを感じなくなるという症状は多くの人が経験されているでしょう。しかし新型コロナウイルスでは、鼻が詰まっていないのに、においを感じなくなるのです。それはなぜでしょうか。

まず、においを感じる人体のシステムはこうです。

左右の鼻腔の奥の天井あたりに、約1センチ四方のにおいを感知する嗅上皮があります。その片側ずつに300万～500万個の**嗅細胞**があるとされています。そこを外部からのにおいの分子が通過すると、**嗅神経**から大脳に情報（嗅細胞の興奮）が伝わり、においを感じます。

次に、普通の風邪やアレルギー性鼻炎の鼻づまりは鼻腔の下のほうの前端（下鼻甲介《かびこうかい》）の粘膜が浮腫《ふしゅ》・腫脹《しゅちょう》して起こります。ここは空気の通り道でもあり、鼻が詰まると鼻呼吸がしづらくなります。大ざっぱに言えば、においを感じるのは鼻腔の奥の上のほうで、風邪で鼻が詰まるのは下の手前のほうになります。

しかし、新型コロナウイルス感染症では「鼻腔の奥の上のほうの粘膜が浮腫・腫脹するため鼻呼吸はできる。実は局所的な鼻づまりが起こっているけれどそれに気づかないままに嗅覚障害を訴える」ということが考えられます。

風邪をひいたとき、治癒後も嗅覚障害が長く続く感冒後嗅覚障害という症状があり、嗅細胞や嗅神経が風邪のウイルスに感染してダメージを受けたためだろうと考えられています。この場合を「嗅神経性嗅覚障害」といいます。治癒まで数カ月～十数カ月を要することも珍しくありません。

新型コロナウイルス感染症による嗅覚障害は「早期に回復する」という特徴が報告されると同時に、症例報告では「鼻腔の奥の上のほうに限局した粘膜の浮腫・腫脹」がCT画像でとらえられていました。この場合は鼻の粘膜の局所的な腫《は》れにより、におい物質がそこ（奥の上）を通過できず、においを感じないための嗅覚障害と考えられます。これを「気導性嗅覚障害」といい、鼻の粘膜の局所的な腫れが治れば速やかに嗅覚障害も改善します。

耳鼻咽喉科専門医を受診される普通の感冒後嗅覚障害の患者さんは、風邪をひいている最中は嗅覚・味覚障害があっても、「鼻が詰まっているせいで、そのうち治るだろうと思っていた。でも、風邪が治った後も嗅覚・味覚障害が改善しない」と数週間〜数カ月後に訴えられる方がほとんどです。これは嗅神経性嗅覚障害と考えられますが、新型コロナウイルス感染症では、これと気導性嗅覚障害のどちらか、または両方を併発している患者さんが存在すると考えられており、今後の症例の蓄積と分析が待たれます。

図7　嗅覚障害はダメージの部位によって分類される

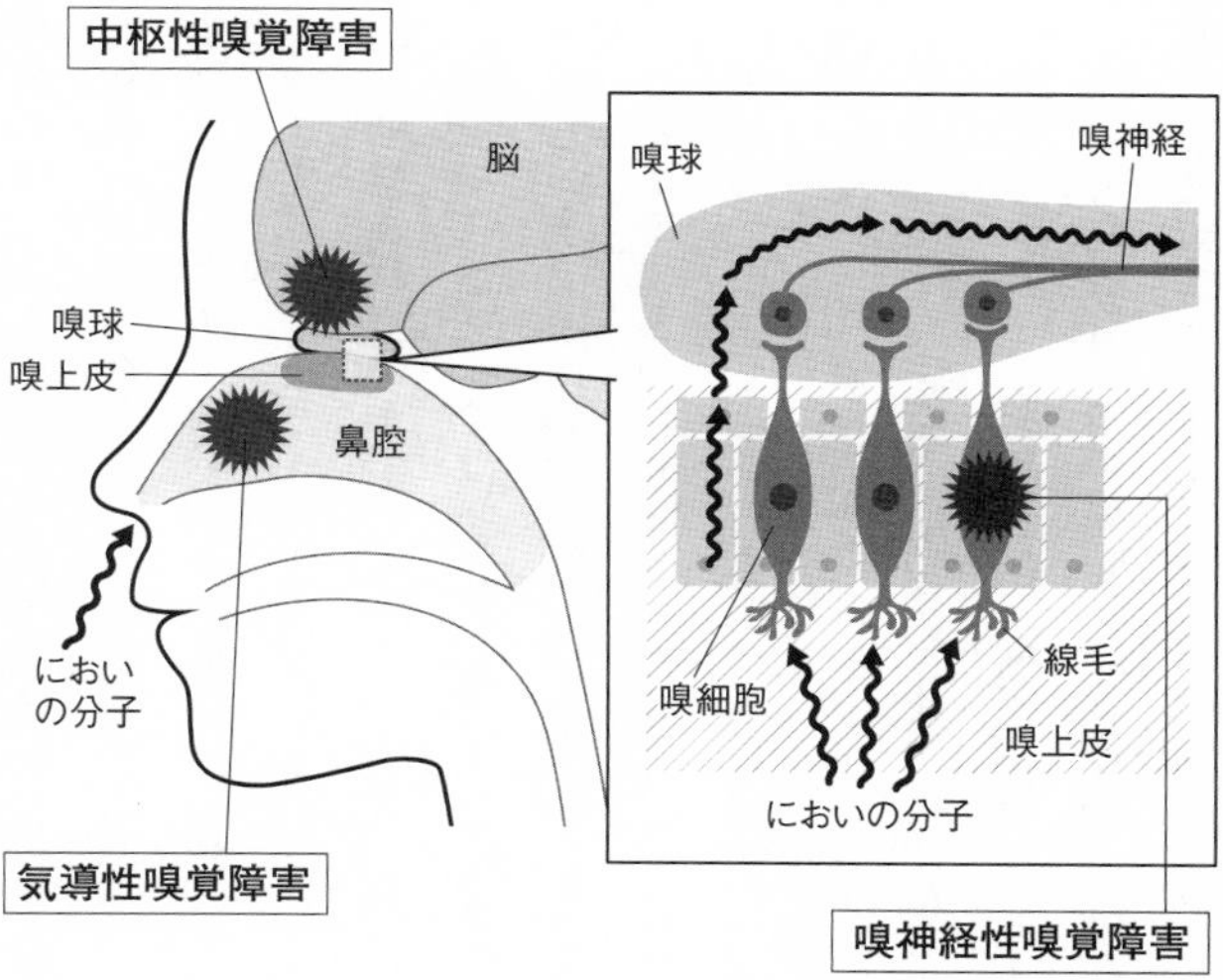

気導性嗅覚障害

鼻づまりなどでにおいの分子が嗅上皮に届かないため、におわない。アレルギー性鼻炎、慢性副鼻腔炎、新型コロナウイルス感染症など。

嗅神経性嗅覚障害

ウイルス感染などで嗅細胞や嗅神経が侵されているとにおいを感じない。風邪、インフルエンザ、新型コロナウイルス感染症、頭部外傷など。

中枢性嗅覚障害

外傷などで脳に障害があるとにおいを認識できない。脳出血、脳腫瘍、脳梗塞、パーキンソン病、アルツハイマー型認知症など。

味覚障害の場合は、そもそも味覚は舌の表面にある味細胞が分布する味蕾《みらい》で感受され、舌咽《ぜついん》神経など複数の神経を介して脳に伝えられるので、そのどこがダメージを受けても発症します。新型コロナウイルス感染症の場合、味覚を担う味細胞や味覚神経がウイルスによってダメージを受けた、また、嗅覚障害によって飲食物のにおいがわからなくなっていることが原因と推察されています。

新型コロナウイルス感染症では、約半数の人に嗅覚障害、あるいは味覚障害の症状が現れると報告されています。自分では気づかないこともありますが、嗅覚や味覚の異常を確認するには、カレーをにおったり味わったりしてみてください。通常の風邪の場合でも有用で、カレーのにおいを感じない、食べても風味がしない場合は障害が出ている可能性が高いでしょう。

現段階で言えることは、「突然、嗅覚や味覚に異常が生じた」「鼻は詰まっていないのに、においがわからない」といった場合は、新型コロナウイルス感染症を疑う必要があるということです。厚生労働省も、嗅覚異常・味覚異常を訴える人には積極的かつ速やかに検査を受けてほしいと発表しています。そして、耳鼻咽喉科や内科を受診する前に、かかりつけ医や診療・検査医療機関に電話で率直にその症状を伝えてください。

なお、新型コロナウイルスに感染したのちの後遺症としても、嗅覚障害や味覚障害がよく取り上げられています。

従来型のコロナウイルスやライノウイルスなどによる風邪が治ったあとでも、嗅覚障害が1カ月以上にわたって続くことはよくあります。ただし、自然治癒することも、特に若い人では珍しくはありません。

とはいえ、嗅覚障害は決して予後が良いとはいえず、70歳以上の高齢者の場合は、回復する人のほうが圧倒的に少ないのも現実です。

一般に治療の第一選択として、ステロイド点鼻療法が行われています。ただ、治療期間としては6〜12カ月を要することが多く、先ほど述べたように年齢とともに回復率は低下します。

海外の研究では、長期間をかけて回復する例も多く報告されており、3年までは自然治癒を期待しても良いとされています。自然治癒とは、治療をしなくても生活習慣を見直せば自然に治るということです。「3年は長いなあ」と感じるかもしれませんが、誰もが3年かかるわけではありません。自然治癒する患者さんのうち3〜4割の方は1年以内に回復されますし、1年、2年たって回復しなくても、まだ治癒する可能性が残されているということなのです。

嗅覚障害を専門に扱う耳鼻咽喉科では、ステロイド点鼻療法を中心に局所所見なども参考に、抗生物質や抗アレルギー剤の投与、ステロイド剤の内服、また当帰芍薬散《とうきしゃくやくさん》などの漢方薬も使われます。

これらの薬以外の治療としては、いくつかの嗅素《きゅうそ》（においの素）、例えば、レモンやコーヒー、ミントなどのにおいを毎日2〜3回かいで、においを認知する機能の向上を目指す「嗅覚トレーニング」を実践してもらうこともあります。

A9　新型コロナウイルスでは鼻の奥が詰まるが、気づかずに嗅覚異常が起こっている可能性がある。味覚障害は味細胞や味覚神経がダメージを受けることで発症する。

Q10　新型コロナウイルス、インフルエンザ、風邪がこじれるとどうなる？

新型コロナウイルスやインフルエンザ、風邪のウイルスに感染して「こじれる」とは、肺炎を起こした状態をいいます。その程度はひとことで肺炎と言っても、点滴治療が良いのか酸素吸入が必要なのか、人工呼吸器が必要なのかなどで違ってきます。これらのウイルスに感染しても肺炎まで進行させないためにはまず、風邪などによる炎症がどう進んでいくのか、肺炎がどういう状態なのかを知っておきましょう。

ウイルスが体内に侵入する入り口は主に鼻と口です。呼吸によってウイルスを吸い込んでいるわけですが、鼻と口はのどにつながっているため、のどこそがウイルスにとってはヒトの体内への扉になります。

のどは外界と接している臓器です。医学的には、鼻の奥から食道の入り口までの筋肉と粘膜でできた約13センチの管である咽頭《いんとう》と、舌根から声帯のあたりで気管の入り口までの喉頭《こうとう》を合わせた部分をいいます。咽頭は口を開けて懐中電灯をあてると目に見える部分が中心です。喉頭とはのどぼとけの周囲で、医師が器機を使って観察しないと自分で見ることはできません。「耳鼻咽喉科」とは、耳と鼻と咽頭と喉頭を含めた、頭頸部《とうけいぶ》の脳と目以外を診察する診療科です。

そして、鼻腔、口腔からのど（咽頭・喉頭）までを「上気道《じょうきどう》」といい、のどの喉頭から奥の気管、気管支、細気管支、肺までを「下気道《かきどう》」と呼びます。

ウイルスや細菌は口や鼻から侵入して上気道のどこかに付着すると、そこからどんどん増殖して上気道全体に広がっていきます。これが風邪などの始まりです。風邪とは通称であり、医学的病名は「急性上気道炎」「感冒」「風邪症候群」です。つまり風邪などの「初期」とは、上気道に炎症が起こっている状態です。これは新型コロナウイルス、インフルエンザでも同じしくみです。

上気道炎の段階で治癒すれば良いのですが、症状が悪化していくと、発熱、頭痛、全身の倦怠感《けんたいかん》などが現れます。それらが3～5日以上継続すると、下気道である気管、気管支、

図8　上気道と下気道

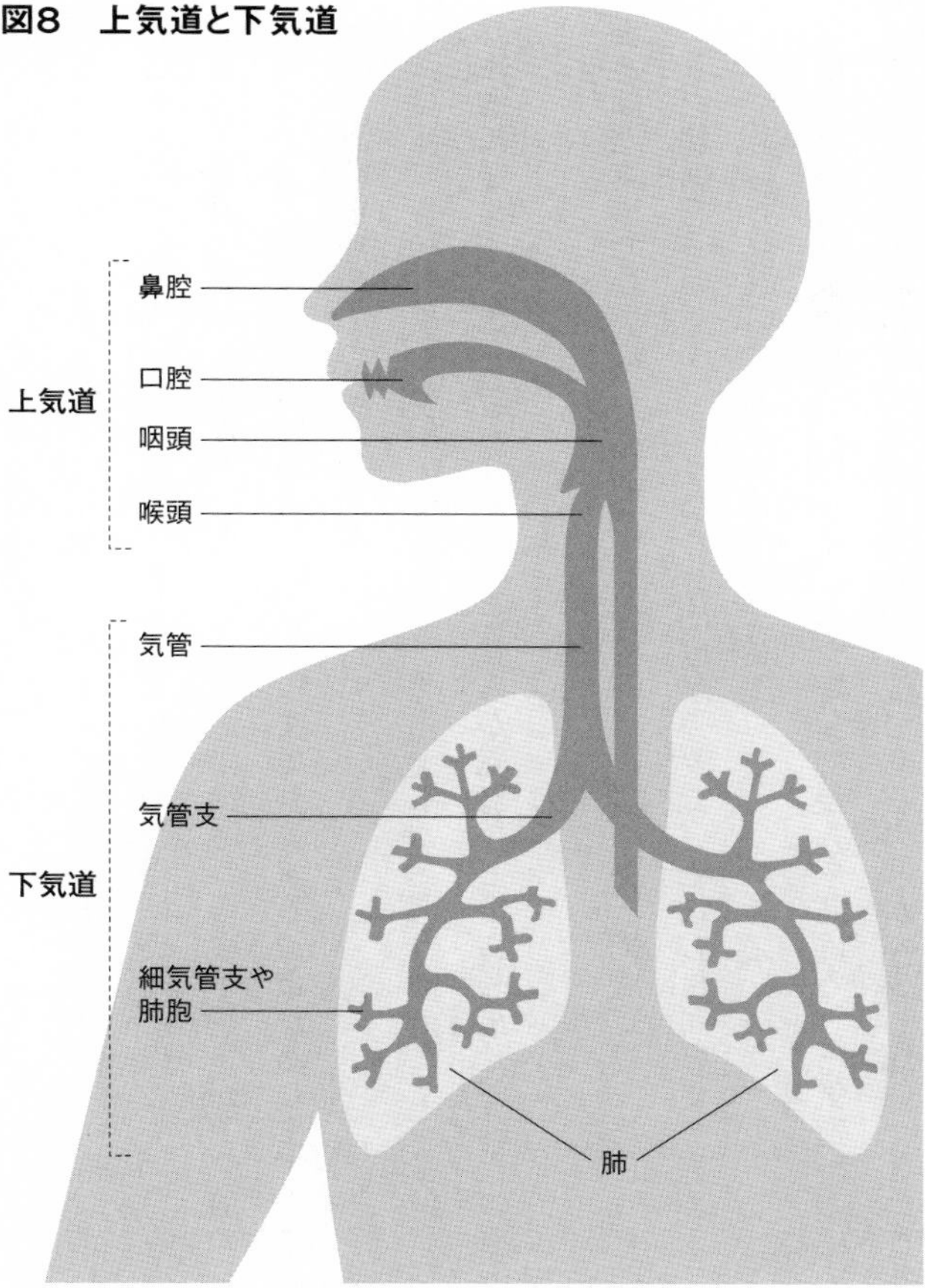

ウイルスや細菌の侵入を上気道まででくいとめると、肺炎は発症しない。

細気管支、肺にまで炎症が及ぶ可能性が高まります。

するとゴロゴロしたせきや、たんがからむせきが現れます。おう吐、下痢、悪心などを伴うこともあるでしょう。こうなると苦しくて生活や仕事に支障が出ます。免疫力が低下していると、普段ならせきやたんとともに体外へ排出されるウイルスが下気道の気管支の粘膜に残り、肺の先端の組織である「肺胞」にまで到達することがあります。こうして風邪などから肺炎を発症してしまいます。

また、Q4でも触れましたが、風邪などが悪化すると、別の細菌によって副鼻腔炎や肺炎を二次的に発症することがあります。これらが風邪などをこじらせて肺炎の原因となります。

肺炎とは上気道での炎症が強くなってウイルスや細菌が下気道まで波及し、そこで炎症を起こした状態をいいます。そうなると治療が必要で、それも時間を要するようになります。

言い換えると、上気道を守ればウイルスや細菌の侵入を防げる、下気道への感染の確率を下げることができるわけです。上気道の一部であるのどが「少し痛い」という状態までで治癒したなら、それ以上のウイルス感染は防げます。

のどにも多くの部位があります。最も多く見られるのど痛の原因は、鼻の奥から食道の入り口にあたる咽頭の部分の炎症で、これを咽頭炎といいます。咽頭の一部は、口を大きく開けたときに見える、のどの奥の壁の部分です。

口蓋垂《こうがいすい》（のどちんこ）の両サイドの口蓋扁桃《こうがいへんとう》も上気道のひとつで、腫れやすい場所です。ここが腫れることを「扁桃炎」といいます。つまり、のどの痛みの実態とは咽頭や扁桃（Q39）の炎症で、いずれも「ウイルスや細菌と闘っている証《あかし》」です。ウイルスの侵入を防ぐにあたってのどの働きや免疫力は重要なポイントなので、炎症の経緯や炎症が悪化して生じる病気については第三、五、六章で、うがいなどのケア法については第七章で詳しく述べます。ここでは、風邪をこじらせると肺炎を発症するという現象について確認しておいてください。

小中学生の患者さんに、「のどの痛みも人にうつしたり、うつされたりするの？」と聞かれることがあります。痛みの原因は、インフルエンザや風邪のウイルスがのどに付着して起こる感染症による炎症です。炎症があるということはウイルスが付着している状態ですから、うつしたり、うつされたりします。
インフルエンザによる上気道炎の場合は、風邪よりも感染力が強いため、耳鼻咽喉科か内科を受診してください。インフルエンザの処方薬によってインフルエンザウイルスの増殖が抑えられると、のどの炎症は改善し、感染拡大も防ぐことができます。

A10　ウイルスがのどから侵入して下気道まで波及すると、気管支炎や肺炎になりやすい。

第二章　自然免疫の第1システム

——皮膚と粘膜によるバリア

自然免疫、獲得免疫という言葉は新型コロナウイルスの流行以来、メディアなどでよく知られてきましたが、その実態はどういうものなのでしょうか。まず、自然免疫とは、生まれながらに誰もが持っている免疫の働きのことで、二重のしくみがあります。「皮膚や粘膜による病原体を防御する作用」と「免疫細胞が病原体を食べる作用（食作用）」です。

この章では、免疫の第1システムである病原体を物理的・化学的に防御するしくみについて紹介します。日常生活でいつもはうっとうしいと思っている汗や鼻水、涙などが出る体の反応が「実は免疫だった！」ということに気づくでしょう。

Q11 「免疫」とは外敵から体を守るしくみ。では「免疫力」とは？

「免疫とは疫病からまぬがれるという意味」であると、「はじめに」で述べました。

そのとおり、免疫とはヒトの体に備わっている、ウイルスや細菌、真菌といった病原体や花粉、ほこり、有害物質などの外敵から体を守るしくみのことです。

生物は常に、体外の異物にさらされながら生きています。異物が体内に侵入するのを防ぎ、もし侵入した場合には体内からできるだけ早くそれを取り除こうとするしくみが免疫です。医学ではこれを「**生体防御**」といいます。

ヒトの体には、ウイルスや細菌が体内に侵入してくると、「これは自分とは違うものだ。病原体や毒素なんだ」と察知する働きがあります。「自分の細胞やタンパク質」と、「そうではないもの」を識別するわけです。前者を「**自己**」、後者を「**非自己**」と呼んでいます。免疫による生体防御とは、非自己を外敵とみなして排除するしくみのことです。

風邪をひいたときには「免疫力が下がっていたのかも」などと言うことがあるでしょう。風邪は体にとって外敵であるウイルスに感染して発症します。免疫システムの働き方が高まっているときの体はウイルスを侵入させない、また侵入してきても排除しやすいのですが、低下しているときはその逆になり、ウイルス排除のしくみがうまく働かずに風邪をひきやすくなるのです。

風邪をひいた場合でも、数日間安静にしていれば改善します。これは免疫が風邪のウイルスを退治することができたからです。逆に、風邪が長引く、こじれるなどしたときは免疫のしくみがウイルスを退治しきれていない状態です。

同じ環境にいても、風邪をひく人とひかない人がいますが、それには免疫の状態が関係していると考えられます。

その点について、「免疫力」の差なのかと患者さんによく聞かれます。あらかじめ伝えておきますと、免疫力という言葉は実は医学用語ではありません。一般に生命力とか営業力といった表現があるように、「そのときどきの免疫の状態」、つまりこれから説明する「免疫細胞という役者がヒトの体を舞台に、病原体という敵と闘うにあたって持ち得る能力。発揮できるスピードやパワーの高低」を免疫力と呼ぶとイメージがしやすい、話がわかりやすいから使われているのでしょう。

外敵から体を守るしくみがうまく働いているときは「免疫力が高い」と言い、逆に、ウイルスや細菌に侵入されて病気を発症したときには「免疫力が低下している」などと表現しているようです。本書でも、その使い方に準じて免疫のしくみを見ていきます。

A11　免疫力とは、免疫細胞が病原体との闘いで発揮するパワー。

Q12 「自然免疫」と「獲得免疫」とは何?

では、免疫のシステムとは、体の中でいったい何がどのように働いているのでしょうか。その実態はどういう姿で何をしているのでしょうか。目に見えないだけにわかりにくくて当然ですが、ちょっと話を聞くとすっと納得していただける働きがいくつもあります。

免疫には大きく分けて、「自然免疫」と「獲得免疫」があります。これは医学用語であり、高校の生物基礎の課程で学習する言葉ですが、最近は新型コロナウイルス関連の報道とともにメディアでもよく使われています。この2つの言葉は免疫を理解するうえで、重要ワードの筆頭といえます。

免疫を理解するとは、自然免疫とは何か、獲得免疫とはどういうものか、またそれらが働く過程を知ることです。これから順を追って述べていきますが、ここではまず簡潔に、次のことを押さえておきましょう。

自然免疫

ヒトもヒト以外の多くの生物も生まれたときから身に備わっている、異物の侵入を防ぎ、侵入したものは撃退するという、体を防御するしくみ。ヒトでは、**皮膚**や鼻、口、のど、気管、胃、腸などの**粘膜**が物理的・化学的にウイルスや細菌の侵入を防ぐ第1システムと、免疫細胞が病原体を食べてその断片を獲得免疫チームに伝達する第2システムの二段構えになっている。免疫が働き出す時間は早いが、作用は弱い。

獲得免疫

ヒトなど脊椎《せきつい》動物が自然免疫に加えて成長の過程で身に付ける、特定の病原体から体を防御するしくみ。自然免疫を突破してきた病原体を攻撃して殺し、一度かかった感染症には二度とかからない、あるいはかかっても軽症ですむ「二度なし」（Q32）の現象を獲得する。自然免疫チームから情報を引き継ぐため発動までには時間はかかるが、作用は強い。

実は2000年ごろまでは、免疫と言えば獲得免疫のことだと考えられてきました。ところが、ここ20年ほどで自然免疫に関する新しい物質の発見などが相次ぎ、新型コロナウイルスの流行のもとでそれらの知見が注目されています。本書でも要所で紹介していきます。また、現在では次のQ13で紹介する皮膚や粘膜による物理的なバリアも広義での自然免疫としてとらえられるようになっています。

A12　自然免疫は誰にも生まれながらに備わっているしくみ。獲得免疫は成長の過程で身に付ける特定の病原体から身を守るしくみ。

Q13　自然免疫の第1システム――「皮膚」によるバリアとは？

まず、自然免疫を見ていきましょう。自然免疫には2つのシステムがあります。その第1の生体防御システムとは何がどうなっているのでしょうか。

それは、病原体や花粉、ほこりなどの「異物を体内に侵入させないための働き」のことです。具体的に体のどの部位が異物を侵入させないようにしていると思いますか。それは全身の皮膚と、鼻や口、のど（咽頭・喉頭）、食道や胃、腸などの消化管、気管、気管支、肺などの粘膜です。これらの器官が、異物が体内に侵入することを防いでいるのです。

全身を覆う皮膚は表面から、表皮・真皮・皮下組織でできています。とくに免疫にとっては表皮の働きが重要です。

表皮の最も上の角質層は**角質細胞**が重なっています。この下にある基底層で新しい細胞が次々につくられては古い細胞は押し上げられ、表面からはがれ落ちます。

また、角質細胞の間はセラミドやフィラグリンという**細胞間物質**で満たされていて細胞どうしを結び付けています。さらに角質層には、**ケラチン**という繊維状のタンパク質が含まれています。ケラチンはツメや毛髪の成分でもあり、皮膚に強度を与えて傷をつきにくくしています。このようなつくりの角質層は、病原体などが体内に侵入するのを防いでいます。これが「物理的バリア」です。

皮膚のもうひとつの働きにも注目してください。皮脂腺や汗腺があって、皮脂と汗を分

図9　自然免疫の物理的・化学的バリア

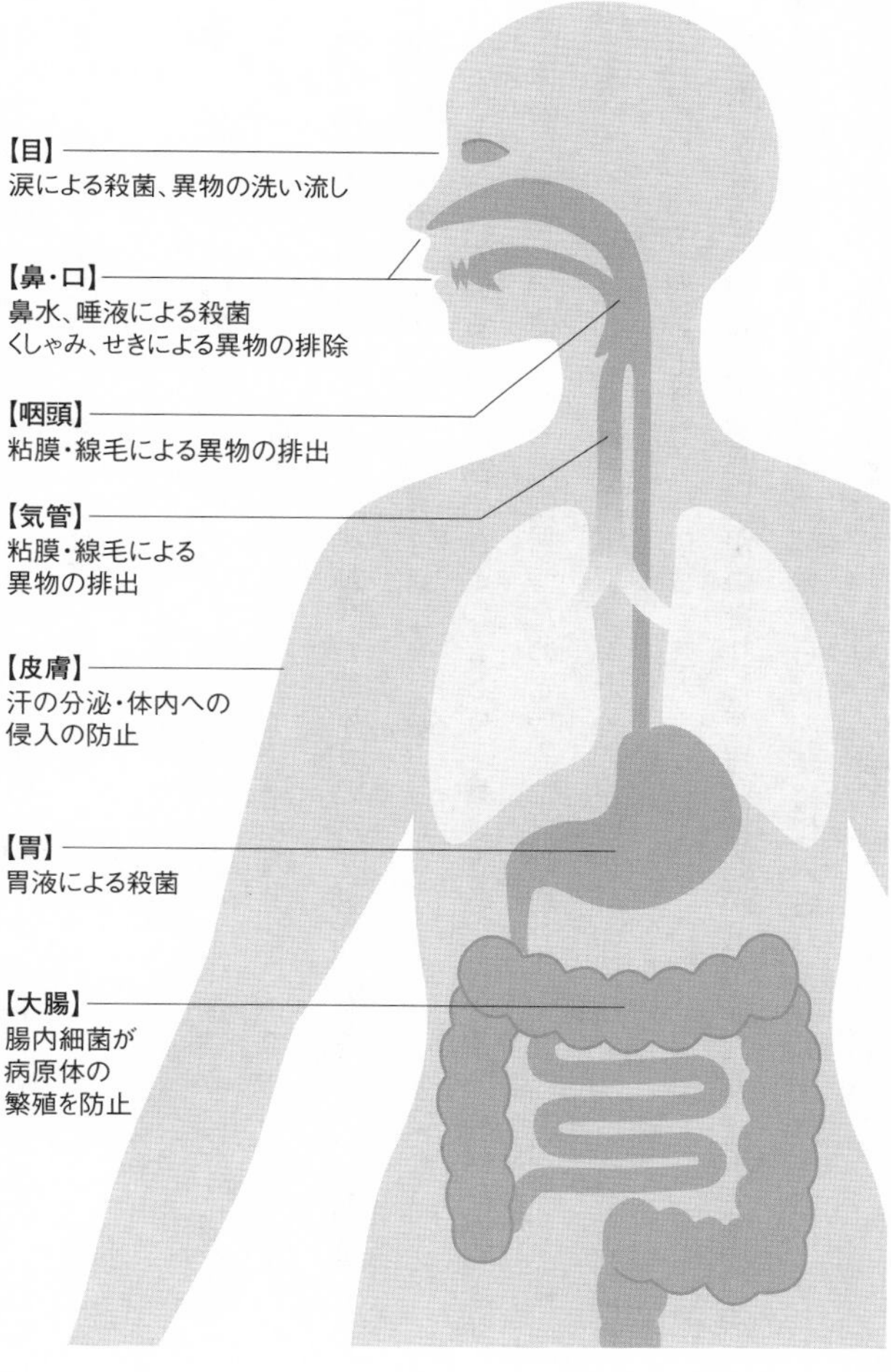

泌しています。皮脂は皮膚をpH４・２〜６・４の弱酸性に保って細菌の繁殖を防ぎ、また水分の蒸散を防いで保湿の役割を果たしています。

そして、汗には細菌の細胞壁を分解する酵素の**リゾチーム**や、細菌の細胞膜を破壊するディフェンシンというタンパク質が含まれています。汗も細菌をやっつけているわけです。こうした分泌物が、皮膚でさまざまな病原体が繁殖するのを防ぎ、体を守っています。これが皮膚による「化学的バリア」です。

また、よく知られている汗の役割のひとつとして、暑いときに汗が出るのは、水分を蒸発させて体の熱を奪い、体温を一定に保つためということがあります。これは免疫の働きではありませんが、免疫のしくみが正常に働くための自律神経の作用です。免疫と自律神経の働きについては、後述します。

ところが、ケガをしたり皮膚をひっかいたりして角質細胞がはがれたり、また乾燥して細胞間物質が失われたりすると、その部分から病原体に侵入されて感染症や皮膚炎、アレルギーが引き起こされやすくなります。

こうした皮膚のバリア機能についてはイメージがしやすいでしょう。患者さんに皮膚のバリアについて話すと、「考えたことはなかったですが、免疫の重要な要素だと聞くと、そうかもしれないと思い当たります」とよく言われます。自覚していただいたら、これを機に皮膚の保湿を常に実践していくようにしましょう。

A13　皮膚の角質層や皮脂、汗が病原体から体をガードしている。

Q14　鼻、口、のど、目、胃などの粘膜が病原体から体を守る働きとは？

皮膚に続いてもうひとつ、粘膜の役割について考えましょう。鼻や目、口や胃、腸などの消化管、のどや気管、気管支、肺などの粘膜には、病原体や異物に対するバリア機能、つまり外敵から体を防御するシステムが備わっています。

どう守っているのかというと、これらの器官の内側の表面は粘膜で覆われていて粘液を分泌しています。これが体に侵入しようとするウイルスや細菌、また花粉やほこりなどをからめとっているのです。

ここで注目したいのは、鼻やのどの奥、気管の粘膜を覆う「**線毛**」です。線毛とは、細胞の表面に生えた1000分の1ミリほどの微小な毛のような突起のことで、鼻、のど、気管などの粘膜をすき間なく覆っています。これが粘液に浸《つ》かりながら常にゆらゆらと揺れる「**線毛運動**」を行い、粘液の流れをつくり出します。そして、鼻、のど、気管などの粘液がからめとった異物を、粘液とともに線毛運動に乗せるようにして体外へ排出します。

図10を見てください。例えば、鼻や口からウイルスや細菌、花粉、ゴミ、ほこりなどが入ってきた場合、鼻水や唾液がそれらをキャッチして、線毛が鼻水や唾液、くしゃみ、せき、たんなどとともに体外に押し出すわけです。そうして、外敵が肺に到達するのを防いでいます。

線毛はあまりにも微小なために日ごろ我々がその存在や活動に気づくことはありません。しかし、縁の下の力持ちならぬ「粘膜の上の力持ち」として24時間、ヒトの体を外敵の侵

図10　線毛が異物を体外へ排出するしくみ
（粘液線毛輸送機能）

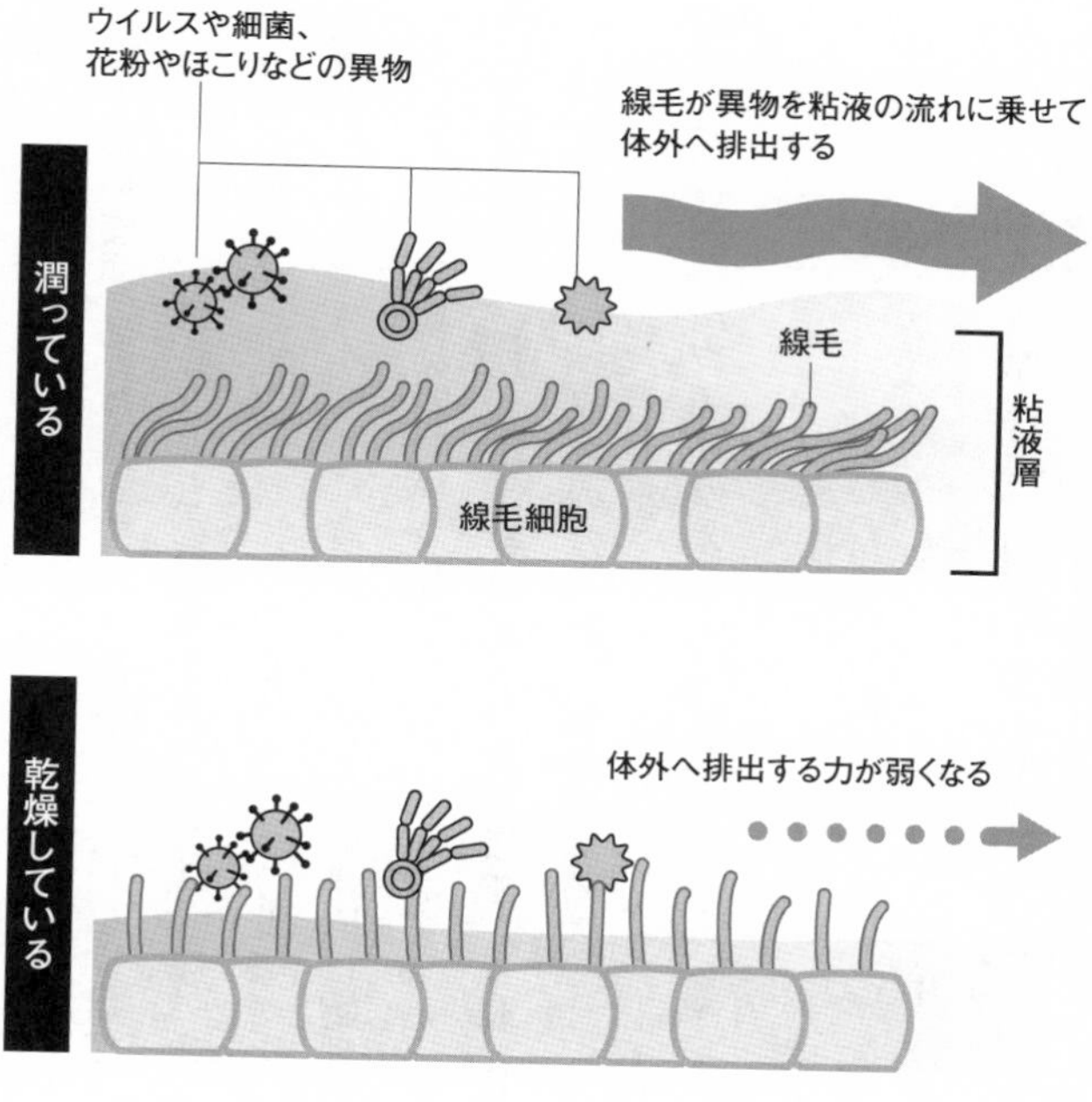

入から守っているのです。

目も生体バリアの役割を担います。目は起きている間は常に外界に向けて開いているため、ウイルスや細菌、花粉、ゴミ、ほこりなどの外敵や異物が侵入することは頻繁にあります。その目を守っているのが「涙」です。目にゴミが入ると涙が出るでしょう。それは涙が異物を洗い流しているのです。鼻や目の粘液による病原体の排除は物理的バリアです。

また、汗にはリゾチームという細菌の細胞壁を壊す酵素が含まれていると述べましたが、鼻水や唾液、涙にも含まれていて、これらには殺菌作用があります。これは化学的バリアです。こうして、鼻や口、目は病原体や異物の侵入を防御しているのです。

A14　粘膜上の「線毛」や粘液がウイルスを外へ追い出す。

Q15　食べ物とともに侵入する病原体を「胃酸」が殺菌する?

次に、口からのど、食道、胃、小腸、大腸から肛門にいたる消化管について考えましょう。消化管の内膜は、鼻や口、気管などと同様に粘膜で覆われていてその表面は粘液で潤っています。そして、胃や小腸で分泌される**消化液**には、食べ物とともに口から入ってくるウイルスや細菌と闘う働きがあります。

とくに、胃の粘膜から分泌される胃液の主な成分は、塩酸とタンパク質分解酵素の**ペプシン**と粘液です。塩酸はpH1・5～2・0ぐらいの強い酸性なので**胃酸**とも呼ばれます。この胃酸が食べ物を消化中に、その強力な「酸」でウイルスや細菌を殺菌します。

胃液は、一度の食事で約0・5～0・7リットル分泌されます。1日だと、3回食事をするとしてその3倍の量になります。胃液が手に付着するとヒリヒリと痛みが出て皮膚がはがれることもありますが、胃の粘液が胃全体の内側を、自らが分泌する胃酸によるダメージから守っています。胃酸やペプシンの分泌が過多になったり粘液の分泌が減少したりすると、胃潰瘍などの病気の原因にもなりますが、健康な胃の場合はウイルスや細菌を除去しているのです。これは胃液による化学的バリアです。

ただし、病原体の中には、胃液の働きではやっつけられないものも存在します。例えば、**ピロリ菌やノロウイルス**がそうです。どちらもよく耳にするでしょう。

ピロリ菌は自ら分泌する酵素が尿素を分解してアルカリ性のアンモニアをつくり出し、自分の周りの胃酸を中和するため、強酸性の胃液の中でも生き続けます。ノロウイルスは酸に強いため、胃を通過して小腸に到達し、食中毒の症状を引き起こします。そのため、ピロリ菌やノロウイルスについては、感染予防が盛んに提唱されているわけです。

A15 胃の粘膜から分泌される胃酸には殺菌作用がある。

Q16 皮膚、鼻、消化管、泌尿器に棲《す》む善玉菌・悪玉菌・日和見菌《ひよりみきん》とは?

ヒトの体には無数の細菌が存在すると言われます。現在でも正確な数はわかっていませんが、分類されている細菌は5000種以上になります。無数と言われるゆえんです。細菌は、身の回りだけではなく、皮膚、鼻や口、食道、胃、腸などの消化管、泌尿器など、食べ物や空気が外から入ってくる、つまり外界と接触する部位に棲みついています。**常在細菌**、または**常在菌**と呼ばれ、ヒトの体と共存しています。

患者さんに、「共存ということは、ヒトの体の中は細菌が暮らしやすい環境なのですか」と尋ねられることがあります。細菌が暮らしやすいというよりは、ヒトの体内は36度前後の温度と適度な湿度、幾分かの栄養があるため、そういった環境に順応する細菌が棲んでいるわけです。

腸内細菌という存在がよく知られてきましたが、細菌は体に害を及ぼすだけではありません。ヒトの生命維持活動に良い影響を与える**善玉菌**、健康に悪影響を及ぼす**悪玉菌**、そのどちらでもない**日和見菌**が存在しているのです。

善玉菌には、腸内細菌の乳酸菌やビフィズス菌などがあります。また、ヒトの体に良い影響をもたらす納豆菌なども善玉菌に含めても良いでしょう。後述しますが、腸内で病原体を防御する自然免疫の働きや腸内に集まる免疫細胞を活性化させる役割があります。また、外敵となる病原体の感染や攻撃を防いでいます。

悪玉菌はＱ１で述べた、大腸菌（有毒株）、サルモネラ菌など、病気をもたらす菌を指します。

日和見菌には、バクテロイデスやレンサ球菌、大腸菌（無毒株）などがあります。病気や疲労、ストレスなどでヒトの免疫の力が低下すると、普段は共存している常在細菌のうちの日和見菌が、自分が生き抜くために活動を変化させて悪玉菌のように働き出し、感染症を引き起こすこともあります。これを「日和見感染」といい、ときに重大な病気をもたらします。

Ａ16　善玉菌は、自然免疫の役割を担う。悪玉菌は病気をもたらし、日和見菌は免疫力が低下すると感染症を引き起こすことも。

Ｑ17　粘膜が乾燥やストレスに弱いのはなぜ？

では、免疫力の低下につながる、粘膜の働きが低下するのはどういうときかを考えましょう。のどが乾燥すると風邪の原因となるウイルスが侵入しやすくなりますが、皮膚の防御作用でもしかり、どの部位でも粘膜が乾燥したりケガなどで傷ついたりすると病原体の侵入を受けやすくなります。

環境や体調によって粘膜が乾燥すると、鼻、口、のど、気管、胃、目などの粘液の分泌量が減り、ウイルスや細菌が線毛運動に乗り切れずに、粘膜の細胞の中に侵入する、また体外に排出されずに気管支や肺まで到達して病気を発症します。

冬にインフルエンザや風邪のウイルスに感染しやすいのは、空気の乾燥で皮膚や鼻水、唾液、涙などの粘液の力が低下することが大きく関係しています。それは誰もが知っていることで経験もあるでしょう。

そのため、とくに乾燥しやすい季節や冷暖房などにより乾燥した環境では、皮膚や粘膜の生体バリアの働きを促すために、保湿や加湿をする必要があります。

また、ストレスは免疫を低下させると言いますが、その理由のひとつには、「ストレスが強いと自律神経の交感神経が優位になって唾液の分泌が急激に減る。すると口の中が乾燥して粘膜のバリア機能が弱くなるから」ということが挙げられます。乾燥とストレスは、生体のバリア機能を低下させることを覚えておきましょう。

ここまで、誰もが生まれながらに持つ生体のバリアについて紹介してきました。鼻水や鼻づまり、くしゃみやせきも、実は体を守るための重要な働きだと思うと、わたしはこうした反応に改めて感謝したくなります。

A17　乾燥やストレスで粘膜から分泌される粘液の量が低下すると、ウイルスや細菌へのバリア機能が低下する。

第三章　自然免疫の第2システム
——白血球が病原体を食べる

第二章では、ウイルスなど病原体の侵入を阻止するしくみの「皮膚と粘膜のバリア機能」について詳説しました。これは自然免疫の第1システムでしたが、では、病原体が皮膚や粘膜のバリアを突破した場合には我々の体はどう反応するのでしょうか。

そのときには、自然免疫の第2システムが発動します。白血球の一種である多くの免疫細胞たちが動き出し、ウイルスや細菌を攻撃、排除にかかります。それは自分の体で起こっていることでありながら、普段、我々はその働きに気づいていません。しかし、自然免疫とは何かを知っていると、気づくことができるのです。皆さんの体の中で、いままさに、自然免疫と新型コロナウイルスや風邪のウイルスが格闘しているかもしれません。その免疫細胞たちの、神秘的とも言える働きぶりを見ていきましょう。

Q18　免疫を担う「免疫細胞」の正体は「白血球」。その種類は？

免疫には自然免疫と獲得免疫があると言いましたが、まず、体内で何が働いているのか、そのメンバーを知っておきましょう。自然免疫と獲得免疫の両方の舞台で役者となって働

図11　血球（血液細胞）と免疫細胞の種類

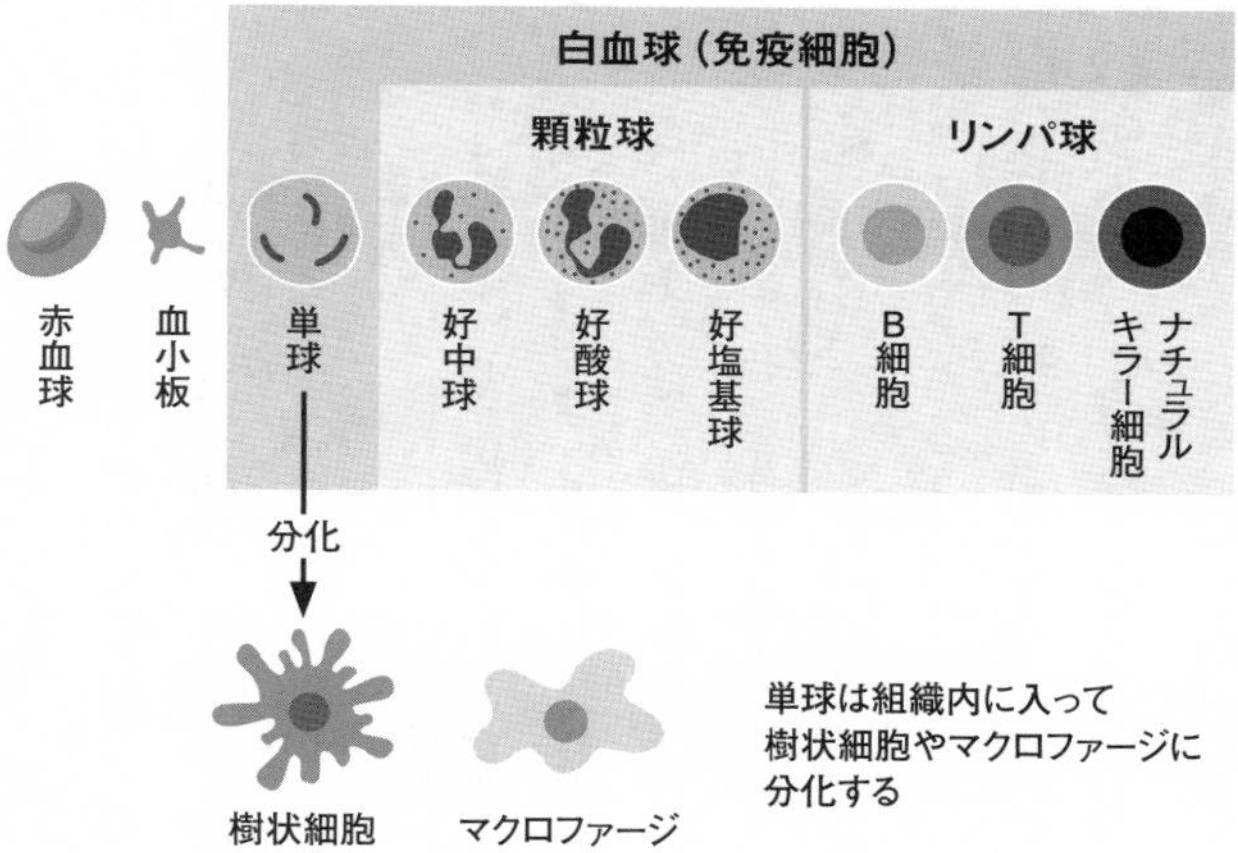

くのは「免疫細胞」です。そして、免疫細胞の正体とは何かと言うと、血液中の「**白血球**」です。

患者さんの中には、白血球とは血液中のひとつの成分だと思っておられる人も多いのですが、実のところ、何種類もある免疫細胞の総称です。

血液は「血しょう」と呼ぶ液体に、「血球」と呼ぶ血液細胞が浮遊しています。血球には、赤い色をした赤血球とともに色がない白血球、血小板があります。

では、白血球の一種である免疫細胞の面々をここで確認しておきましょう。図11を参照してください。テレビでドラマを観るときに登場人物を把握すると筋書きがわかりやすいのと同じで、それぞれの免疫細胞を役者と思って読み進めていただければ、免疫ストーリーが見えてくるでしょう。

白血球の50~75%は「顆粒球《かりゅうきゅう》」、20~40%は「リンパ球」、3~5%が「単球」などの細胞でできています。個々の細胞はさらに、固有の能力を持つ次の細胞のグループから成り立っています。

顆粒球は細胞内に殺菌作用がある顆粒を大量に持っていることからこの名がついていて、メンバーには、「好中球」「好酸球」「好塩基球」という細胞がいます。

リンパ球グループは、免疫細胞の主役です。「ナチュラルキラー（NK）細胞」「T細胞」「B細胞」がいて、自然免疫の舞台で活躍するのはナチュラルキラー細胞です。T細胞はさらに分化（139ページ）して複数の細胞になり、B細胞とともに、獲得免疫（第四章）の舞台での主役となります。

単球は血液中の細胞の中で最も大きいのが特徴で、その大きさを活用して病原体を食べます。グループには「マクロファージ」や「樹状細胞」がいて、これらは自然免疫の舞台で大活躍します。

これらの細胞はそれぞれの役割を担いながら、全体として連携プレーをとって免疫として働きます。免疫を担当する細胞であるので、これらをまとめて「免疫細胞」と呼んでいます。各種の教科書などでは免疫担当細胞と表現することもありますが、同義です。

これらの免疫細胞は白血球の一種であり、血液やリンパ液（144ページ）の流れに乗って全身をくまなくパトロールしています。道中、ウイルスや細菌、真菌などの病原体を見つけたらすぐさま攻撃を開始するつわもの揃《ぞろ》いです。免疫細胞はその働きぶりから、よく、街を守る警察官や保安官、また城を守る兵士などにたとえられます。

A18　免疫細胞には、「顆粒球」「リンパ球」「単球」のグループがある。

Q19　白血球が病原体をパクパクと食べる!?　「食作用」とは？

次に、免疫細胞のパトロールの様子から病原体撃退の動きを俯瞰《ふかん》しましょう。

第二章で述べた、皮膚、汗、鼻水、唾液、涙、胃液、また、腸液、腸内細菌など自然免疫の第1バリアを病原体に突破されたときには、結論から言うと、白血球の中の通称「**食細胞**」と呼ばれる免疫細胞たちが出動して、外敵である病原体をパクパクと食べるように働きます。

食細胞というユニークな呼称は、ウイルスや細菌、細胞を食べる「**食作用**」を持つ細胞の総称です。その代表は、顆粒球のメンバーの「好中球」と、単球から分化した「マクロファージ」「樹状細胞」です。マクロとは「大きい」、ファージとは「食べる細胞」という意味です。

好中球とマクロファージは、ウイルスや細菌など病原体を捕まえて自分の細胞内に取り込み、消化して分解します。これを「食べる」と表現しています。

好中球やマクロファージは病原体が侵入するとすぐさま、あるいは数時間のうちに出動し、病原体を食べて主に**リンパ節**に移動します。リンパ液やリンパ節については、第五章で詳しく説明します。

炎症や感染の現場へいち早く集まって病原体を食べるのは、好中球のほうです。好中球は白血球の中で最も数が多いのですが、病原体など外敵を食べるときに自分も死ぬことがあって、その寿命は約1日です。どこかをケガして炎症が生じると、膿《うみ》が出てくることがあるでしょう。その膿は、好中球が働いた後の死骸です。わたしは自分の膿を見ることがあれば、「ごくろうさま」と声をかけています。

そして、次に応援にかけつけるのがマクロファージです。マクロファージは数が少ないながら、好中球よりも大型で寿命が長く、アメーバのような形をしていて大量の病原体や大きな壊死した組織をとらえ、パクパクと食べます。不必要なものを内部に取り込んで消化、分解する作用を貪食能《どんしょくのう》といい、マクロファージは「**貪食細胞**」とも呼ばれます。樹状細胞も異物を発見するとパクパクと食べます（詳しくはQ26で述べます）。この食作用は、自然免疫の要のひとつです。

A19　白血球の一種の「食細胞」（好中球・マクロファージ・樹状細胞）**が病原体を食べる働きを「食作用」という。**

Q20　免疫細胞は病原体をどうやって見分ける？

食細胞は全身をパトロールしていますが、いったいどのようにして病原体を「敵だ」と見分けているのでしょうか。非自己を見分ける能力がなければ、自分の組織を食べてしまうことになりかねません。

免疫細胞が病原体を感知できるのは、「**トル様《よう》受容体**（Toll-Like Receptor：TLRと略す）」などのタンパク質を持っているからです。受容体は、細胞の表面上にくっついて、特定の細胞にだけ強く結合する鍵穴のような形をしたものと考えるとイメージしやすいでしょう（図12）。細胞どうしや、細胞と情報伝達物質（タンパク質、脂肪酸など）が応答するのは、相手に対する受容体を持っているかどうかで決まります。

トル様受容体は2011年に「自然免疫の活性化に関する発見」でノーベル生理学・医学賞を受賞した医学者のブルース・ボイトラーとジュール・ホフマンによってその働きが明らかにされましたが、同賞には日本の免疫学の世界的権威である大阪大学教授で免疫学

図12　病原体を認識するしくみ

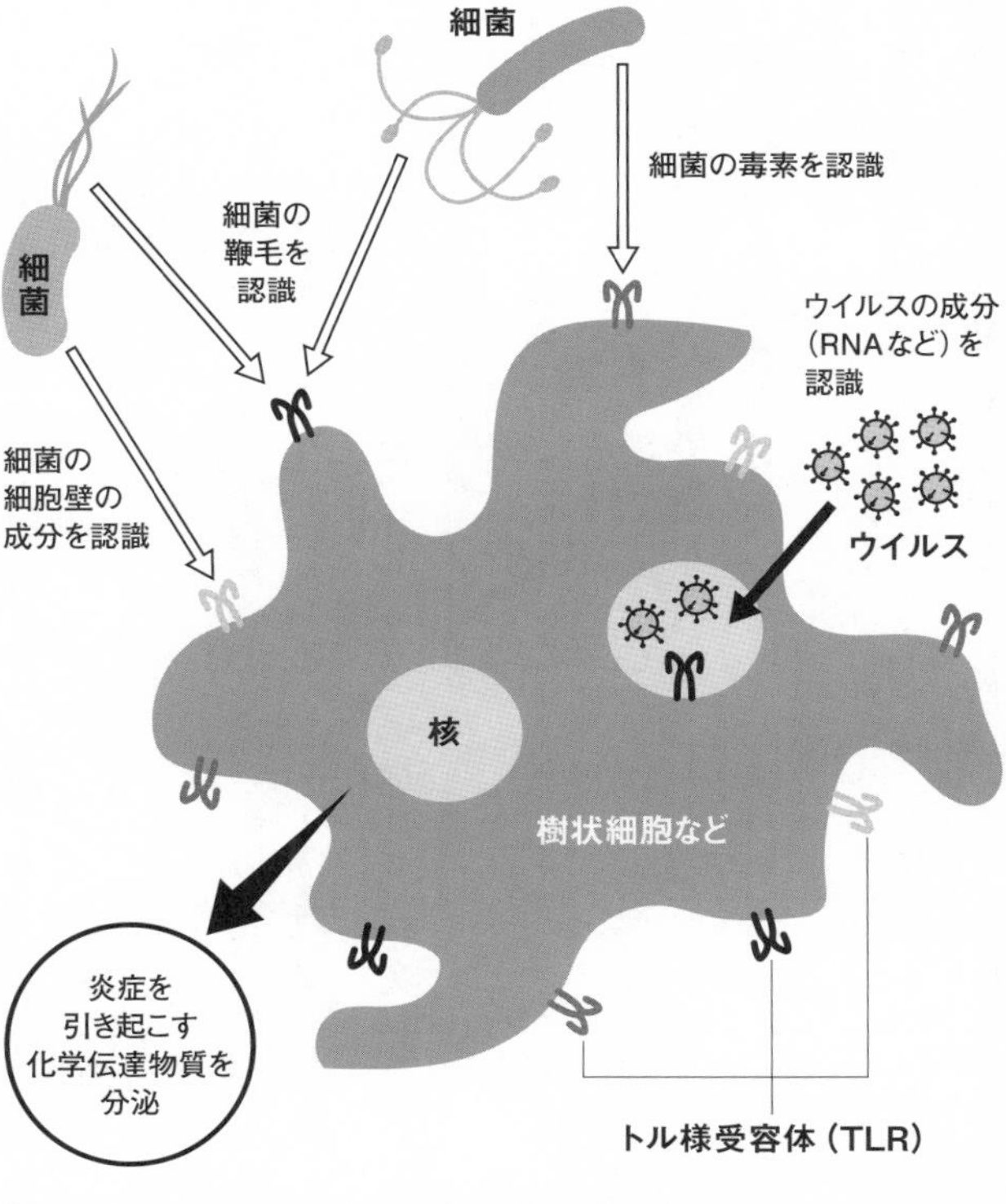

樹状細胞やマクロファージなどの食細胞は、病原体を認識する**トル様受容体(TLR)**を持っている。これによって病原体の侵入をいち早く感知している。

フロンティア研究センター拠点長の審良《あきら》静男氏も同功績により、有力候補に挙げられていました。その背景と世紀の発見により、いまでは医学の各種の資格試験でよく出題される項目でもあります。

トル様受容体とは、マクロファージや樹状細胞ら免疫細胞の表面や内部にあるタンパク質で、これによって、免疫細胞はウイルスや細菌の分子の特徴を選択的に認識して捕まえ（結合）、貪食します。そして、食べたウイルスなどの断片を別の免疫細胞に「これがあのウイルスだよ」と情報伝達します。

これまでは、自然免疫の段階では非自己の病原体や異物をなんでもかんでも撃退して処理すると考えられていましたが、実は「これはあのウイルスなのだ」とウイルスや細菌を認識し、捕まえて獲得免疫への橋渡しをしていることがわかったわけです。「トル」とはドイツ語で「すごい」「驚き」「素晴らしい」という意味合いで、それほどすごい発見だったのです。

トル様受容体は病原体の分子のパターンを認識する受容体の代表格であり、ほかにもこうした働きの受容体は数多く知られています。自然免疫チームの免疫細胞は各々がたくさんの受容体を持つことで、病原体の侵入を即刻感知し、攻撃することができるわけです。

A20　免疫細胞の「トル様受容体」が病原体特有の分子を識別する。

Q21　腫れて痛い「炎症」は、免疫が発動している証って本当？

Q19で、「ケガをしたときに出る膿は、好中球が働いた後の死骸」だと述べました。その過程を説明しましょう。

膝《ひざ》をすりむいて傷ができる、足首や手首をねんざしたときに腫れて痛む、風邪の初期にのどが痛む、むし歯や歯周炎で歯ぐきが腫れるといった経験は多かれ少なかれ誰しもあるでしょう。ケガや感染で体のどこかが損傷すると、そこは赤く腫れて熱を持ち、痛みが生じます。この過程を「**炎症**」と呼び、まさに免疫細胞が闘っている最中であり、これも自然免疫の重要な働きです。

図13　炎症のしくみ

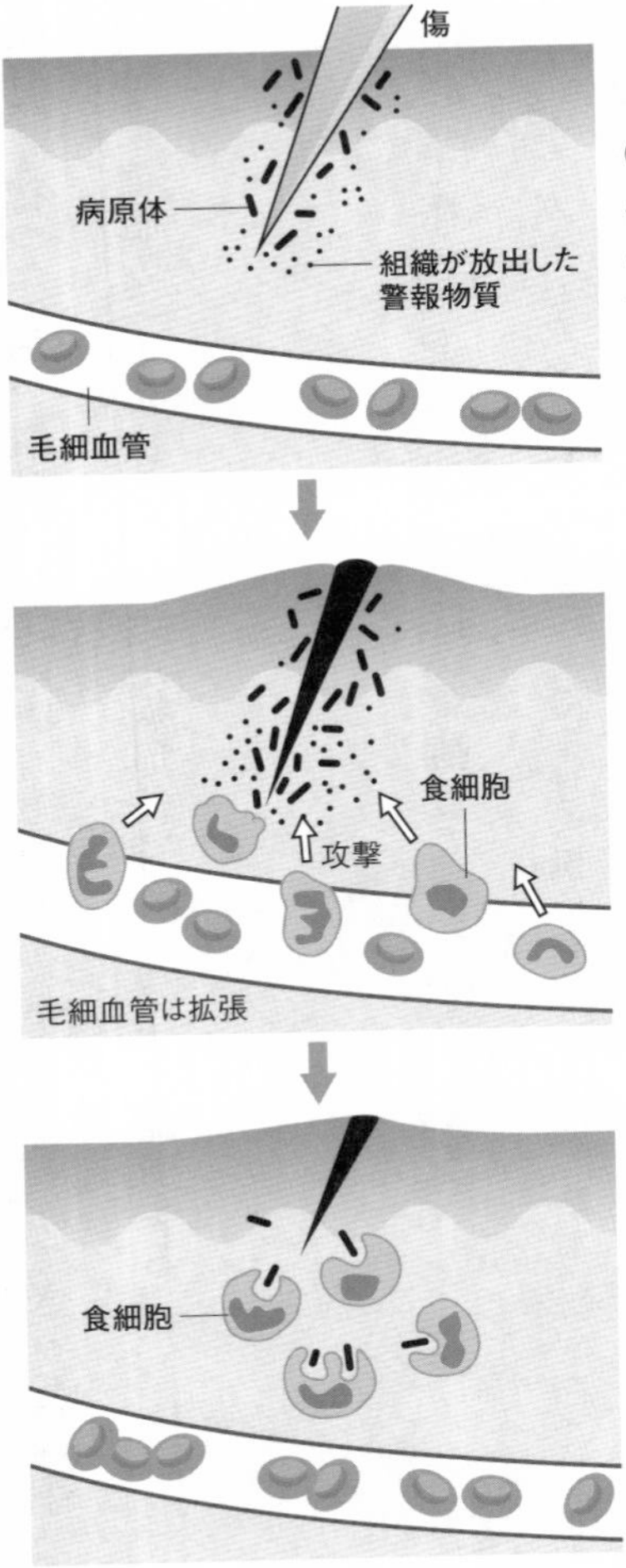

①

傷や感染で組織が損傷を受けると、傷口から警報物質を放出する。

②

警報物質が毛細血管を拡張し、血液供給が増えて損傷部位は発赤、発熱する。血管から白血球と血しょうが出て腫れ、炎症の兆候が見える。神経が刺激されて痛みも出る。警報物質に反応した食細胞（好中球、マクロファージ、樹状細胞など）が病原体を食べにいく（攻撃）。

③

食細胞が病原体を食べてそれごと死滅し、膿になる。やがて炎症が治まる。

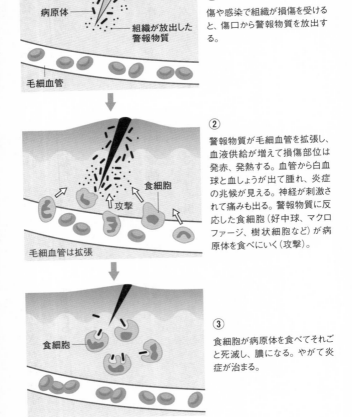

炎症には、「発赤」「発熱」「腫脹（腫れ）」「疼痛《とうつう》」の特徴があり、これを「炎症の四兆候」といいます。さらに「機能障害」が起こった場合は合わせて「炎症の五兆候」と呼んでいます。

例えば、風邪のウイルスがのどに感染すると、赤くなって熱を持ち、腫れて痛みが出るでしょう。そこでは、損傷した部分（細胞）から「この細胞が危ない！」と、警報となるヒスタミンなどの複数の物質（警報物質）が分泌されます。警報物質は毛細血管を拡張させるので損傷した部分への血液の供給量が増え、そこは赤く見えて熱を持ちます。

すると、警報をキャッチした好中球やマクロファージら食細胞がそこに集まってきてウイルスや細菌を食べる闘いが繰り広げられるのです。このとき、脳の視床下部の体温調節機能が作用すると、炎症があるのどだけではなく、全身で体温が上昇することもあります。これが発熱の反応です。体温が高いほうが、免疫のしくみを活性化するにあたって都合がよく、好中球やマクロファージの食作用が促されます。

この場合、損傷しているのどの修復は早くなりますが、発熱反応が長く続いたり高熱になったりすると脳やほかの部位にとって危険である場合が多く、医療機関で早めの治療が必要になります。

好中球は、いつもは血管内をパトロールするように循環していますが、どこかで炎症が起こったことを感知すると血管の壁のすき間から血しょうとともにしみ出します。そして組織の中に移動して集まり、抗菌物質を分泌しながら病原体を食べます。炎症は加速されるわけですが、同時に自らが死滅して膿をつくり出します。これが化膿です。闘いを終えて膿となった好中球は、マクロファージに食べられて取り除かれます。こうして損傷した部位は症状が改善し、治癒していくのです。

A21　炎症は自然免疫の働き。「発赤」「発熱」「腫脹」「疼痛」の4つのサインは治癒の過程。

Q22　感染した細胞やがん細胞を退治する「ナチュラルキラー細胞」の特徴は？

図14　ナチュラルキラー細胞は感染細胞やがん細胞を見分けて排除する

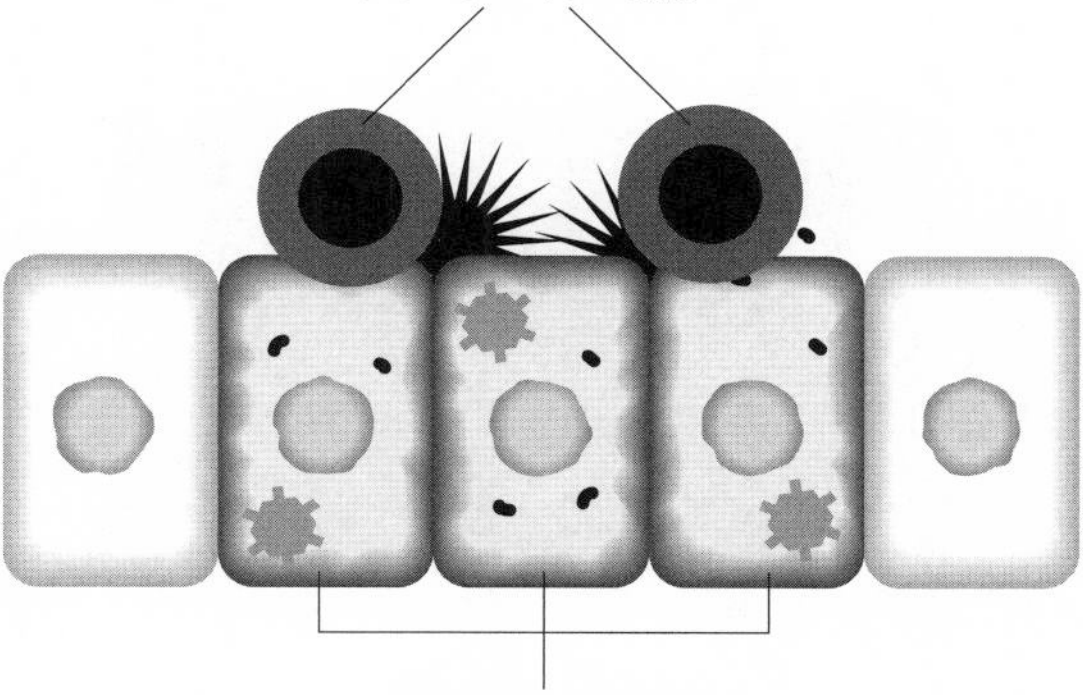

自然免疫の要にはさらにもうひとつ、ウイルスに感染した細胞やがん細胞をやっつけるナチュラルキラー細胞の働きがあります。ナチュラルキラー細胞は白血球のリンパ球グループのメンバーで、この印象に残る名称の細胞が発見されたのは１９７０年代半ば、日本やアメリカの医学者の研究により、その働きぶりから「生まれながらの殺し屋」という異名がつけられました。

ナチュラルキラー細胞が、病原体に感染した細胞（感染細胞）や体内でがん化した細胞（がん細胞）をどのように退治するのかというと、感染細胞やがん細胞を、細胞の表面のわずかな違いで「これは自分の細胞（自己）ではない」と正確に感知し、標的にして攻撃、死へと誘導します。具体的には、パーフォリンというタンパク質を分泌し、標的の細胞膜に孔《あな》を開けてタンパク質分解酵素を流し込むのです。

これは自然免疫を担う細胞の中では特殊な能力です。好中球やマクロファージは相手かまわずパクパクと食べて処理しますが、ナチュラルキラー細胞は感染した細胞やがん化した細胞を判別して死滅させます。

免疫細胞の働きは、多くの種類の細胞がひとつのネットワークをつくって病原体に立ち向かうストーリーといえます。登場人物がとても多い群像劇のように、複数の細胞が集団で連携して敵を倒す物語と言えるのですが、実はナチュラルキラー細胞はほかの免疫細胞の援護や指示、伝令がなくても、単独でも闘えるタイプの細胞です。その点でほかの細胞とは違う能力を有しています。

また、ナチュラルキラー細胞は自分自身や、自分と同じ目印を持つ細胞には攻撃を仕掛けません。自分と同じ目印とは、細胞の表面にあるタンパク質のことです。がん細胞の場合はその目印を失っているので、攻撃して排除にかかるわけです。

さらに、好中球やマクロファージと同様に、血液やリンパ液の流れに乗って全身を常にパトロールしています。これらのことから、ナチュラルキラー細胞の働きは免疫を理解するうえでとても重要になります。

自分の体に、自分以外の細胞を見つけてくれるナチュラルキラー細胞なるものが存在すると思うと、なにやら頼もしく思えてきませんか。

ナチュラルキラー細胞が「自分の体の細胞なのか、そうではない細胞なのかを見分ける」という特性は科学者にとって興味深いポイントであり、研究対象になってきました。その研究は、がん細胞や、のちほど紹介する自己免疫疾患（Q44）の治療、創薬など医療の発展につながっています。

先に述べたとおり（65ページ）、免疫学では、自分の細胞やタンパク質などを自己、自分ではない病原体や異物を非自己と表現します。繰り返し述べるのは、体内で免疫細胞が、病原体など外敵に対して「これは非自己かどうか」を識別することはきわめて重要であり、このしくみが自然免疫の機構の要だと言えるからです。

A22　ナチュラルキラー細胞は単独で病原体を攻撃できる。

Q23　自然免疫で重要な働きをする「補体」とは？

自然免疫を担う役者はたくさん存在し、ナチュラルキラー細胞はその花形とも言えますが、もうひとつ注目しておきたい「補体」と呼ばれるタンパク質があります。補体は血液中を流れる主な9種を含むタンパク質の総称であり、「抗体の働きを補完する」という意味合いから名付けられました。ただし、「補」という字からイメージするような脇役ではなく、免疫の働きを活性化させる重要な機能を果たします。英語でcomplementというので、9種はそれぞれ、C1、C2、C3……C9と番号付きで呼ばれます。

C1～C9は別々に働くのではなく、どれかひとつが活性化されるとほかも連鎖的に活性化され、全体として免疫力アップに働きかけます。

補体は主に肝臓で合成され、血液中を循環しています。その働きは大きく分けて3つあります。

1　補体が細菌や真菌などの細胞と結合すると、その細胞は体にとって異物だという目印になる。すると、それに気づいた好中球やマクロファージといった食細胞が寄ってきて、持ち前の食作用で異物をパクパクと食べていく。このように補体が病原体にくっついて食細胞の作用を促進する、補体が病原体をおいしそうに味付けすることを「**オプソニン化**」という。

2　補体が細菌などと接触すると、相手の細菌の表面に強く結合し、その細胞壁に孔を開けて破壊する。補体が病原体に直接的に反応している。これを補体の「**免疫溶菌反応**」という。

3　さらに補体は、炎症反応（Q21）を促進させる。**肥満細胞**（**マスト細胞**。173ページ）などを刺激してヒスタミンなどの化学伝達物質を放出させ、血流を増やす。

補体は食細胞と同様に、ヒトには生まれつき備わっているしくみのひとつで、どんな病原体であっても相手を選ばずに攻撃をします。自然免疫で働くものとして分類されます。

A23　補体は病原体と結合して目印となり、食細胞を引き寄せる。同時に直接的に攻撃、炎症反応を促進させる。

Q24　自然免疫の力が高いと、病気は自然に治る？

ヒトの体がウイルスや細菌を撃退しようとする力のうち、ここまでが、自然免疫の働きです。自然免疫をまとめると、「皮膚や粘膜による物理的・化学的バリア」と「好中球やマクロファージといった免疫細胞による食作用」「炎症反応」「ナチュラルキラー細胞の働き」になります。

自然免疫は誰の体にも、生まれながらに備わっていると述べてきました。それは、まずは病原体や異物をキャッチして防御し、次に防御しきれずに体内に侵入してきたものを食べたり破壊したりする攻撃力であり、さらに、その情報を別の免疫細胞に伝授するシステムです。

自然免疫の力が高いときは、ウイルスや細菌を自然に撃退できるということであり、この点が重要です。この章の冒頭で「自然免疫の働きには普段、我々は気づいていない」と言いました。免疫細胞の働きに気づかないうちに治癒しているとはとてもありがたいことです。

ここまで本書をお読みいただいた方は、「炎症」が起こったときにはこれからは、自然免疫の働きだ、と気づくようになるでしょう。そうすると、痛い、つらい症状にも適切な判断で対処しやすくなるのではないでしょうか。そして健康維持のためには、炎症が起こる前に、日ごろの生活から見直して自然免疫を高めようという気持ちになるでしょう。

自然免疫の力が高いとき、また高い人は、風邪やインフルエンザ、各種の肺炎、新型コロナウイルスなどの病原体が侵入してきても、免疫のシステムで「自然に」防いだり撃退したりすることができるわけです。

ケガや風邪で、どこかが赤く腫れて痛いとばかり思っていたことは、実は「免疫細胞が病原体をやっつけてくれている最中だ」と考えると、「そうそう、その調子で」とか「頼んだよ」という心持ちになれるかもしれません。

しかし、自然免疫で病原体を完全に排除できない場合もあります。自然免疫の二重の構えを突破した病原体に、我々の体はどう立ち向かうのでしょうか。ここで獲得免疫というシステムが作動し、より繊細で高度な働きで病原体とさらなる闘いを繰り広げます。その闘いぶりについて、次の章で述べます。

A24　自然免疫の働きに気づかないうちに、ケガや病気は治っている。

第四章　「獲得免疫」の力

――免疫細胞がチームプレーで闘う

第二、三章では「自然免疫」について、皮膚や粘膜、また白血球の一種の免疫細胞の役割について紹介しました。ヒトの体は、外敵から体を守る精巧な機能である免疫を生まれながらに持っていることを具体的に理解していただけたと思います。この章では、病原体が自然免疫によるバリアを突破した場合に、次に出動する、さらに高度な機能の「獲得免疫」について紹介しましょう。

獲得免疫のスタートには、自然免疫で活躍したあの免疫細胞がカギを握っています。そして、ウイルスや細菌に対する抗体をつくる獲得免疫チームの主役は……。

Q25 獲得免疫ってどんな免疫？

自然免疫の段階で病原体の侵入を防いだり倒したりするのが理想ですが、病原体によってはそうもいかない場合があります。ウイルスのような極小の病原体や血液中を流れる病原体、体の組織の細胞に入り込んだ病原体などです。

自然免疫を突破してくる病原体が現れたときはどうするかというと、いよいよ、「獲得免疫」というシステムが作動します。ヒトの免疫には、自然免疫での二重の構えのうえに、さらに獲得免疫という三重の構えがあるのです。

獲得免疫は、自然免疫よりもさらに高度な機能だと言いました。なぜ「獲得」と呼ぶのかがわかると、獲得免疫とは何かが理解しやすくなります。

獲得免疫は、ヒトが生まれながらに持っているものではなく、「生後の成長の過程でウイルスや細菌と闘って獲得した免疫」です。

「子どものときにはしか（麻しん）にかかったから免疫ができている」などと表現するとき、その免疫とは、はしかという感染症にかかった、あるいは、はしかワクチンを接種したから身に付いた、すなわち「獲得」できたものなので「獲得免疫」と表現します。また、この免疫は、特定の免疫細胞がある病原体に対してのみ活性化して強力に働くことから、適応するという意味で「適応免疫」と表現することもあります。

A25　獲得免疫とは成長の過程で身に付く、自然免疫の次の防御段階のしくみ。

Q26　自然免疫を突破してきた病原体を、「獲得免疫チームに橋渡しする細胞」とは？

まずは獲得免疫チームの役者を紹介しましょう。獲得免疫がスタートするきっかけをつくるのは、第三章で述べた白血球の一種の「単球」グループのひとつ、「樹状細胞」です。樹状細胞は自然免疫チームの役者でありながら、獲得免疫チームにも属します。守備範囲が広いなあと思われたでしょう。そう、守備範囲が広い樹状細胞には、２つのチームの「橋渡し」の役割があるのです。

そして、獲得免疫の中心となって働くのは、白血球全体の20～40％を占める「リンパ球」です。そのリンパ球にもさまざまな種類がある中、主役となるのは「T細胞」と「B細胞」です。

免疫システムに登場する役者や大道具、小道具は実に多種多様です。免疫とは、それらがチームを組んで病原体の攻撃に挑むというストーリーであること、とくに獲得免疫の段階ではチームが一丸となって敵に立ち向かうこと、また、スタートで活躍する樹状細胞と、主役のT細胞とB細胞の個性と言える特徴を知っておくと、免疫の第3の要である獲得免疫のドラマの展開が見えてきます。

樹状細胞は木の枝が伸びているような形をしているのでこう呼ばれ、皮膚や粘膜上皮の中にいます。マクロファージと同じく病原体や異物をパクパクと食べる、しかも大食いの貪食作用があります。

この樹状細胞によるもうひとつの重要な役割が、T細胞に病原体の存在を伝達する働きであり、これを「**抗原提示**」といいます。抗原とは、病原体や花粉、ハウスダスト、卵、小麦など免疫反応を引き起こさせる物質の総称です。厳密には抗体の産生を刺激する物質です。樹状細胞はその抗原をT細胞に提示するプロなので、**抗原提示細胞**とも称されます。

自然免疫の段階で病原体を退治できなかったとき、まず樹状細胞が獲得免疫チームのT細胞に、「この抗原（病原体）が侵入してきたよ！」と応援を依頼します。自然免疫チームのマクロファージなどにもその役割があります。

この樹状細胞による抗原提示の任務が極めて重要であることは、2011年のノーベル生理学・医学賞を、先述した「トル様受容体」（Q20）の研究者の2人とともに「樹状細胞と獲得免疫におけるその役割の発見」でラルフ・スタインマン博士（米ロックフェラー大学）が受賞していることからも明らかでしょう。樹状細胞は、「トル様受容体」で侵入者が悪者（病原体）であることを感知し、これから獲得免疫の反応を開始するかどうかを決めているのです。

具体的には、皮膚などの組織で病原体を認識した樹状細胞はすぐさまそれを食べます。食べるとは、自分の中に取り込んで断片化（食べて砕くということ。食作用）することです。その病原体の断片も抗原であり、次にそれを表面に「提示」して、「悪者を捕らえたよ」というサインを出します。この提示している樹状細胞はリンパ液に乗って、感染場所から近いリンパ節へと移動します。リンパ節にはたくさんのリンパ球が集まっていて、T細胞が待ち受けているからです。この反応が獲得免疫のスタートです。

抗原の提示を受けたT細胞はどう反応するかというと、「あ、あいつはA病原体だ！」

と、相手を特定して認識し、活性化します。そしてどんどんと細胞分裂をして自己増殖し、攻撃指令を出す**ヘルパーT細胞**、攻撃を実行する**キラーT細胞**、そして、外敵をやっつけたことを確認して攻撃終了の合図を出す**制御性T細胞**（Tレグ。日本人医学者によるノーベル賞級の発見と言われる細胞です。Q45で後述）などとして動き出します。それぞれに重要な役割を持ち、実行しながら、獲得免疫のチーム全体で病原体を撃退するために働きます。

A26　樹状細胞。T細胞に抗原提示して、獲得免疫が始まる。

Q27　獲得免疫チームの戦法は自然免疫チームとどう違う？

獲得免疫を理解するにあたり、免疫学で頻繁に出てくる言葉であり、キーワードとなる「特異的」と「非特異的」について述べておきます。特異的とは、「特別な・ほかのものとは違う」といった意味です。「あの人は普通ではない特異な存在だ」などと言うことがあるでしょう。一方、非特異的とはその否定形であり、「特別ではない」ということです。

免疫のありようや、免疫細胞の働きにも、「この働きは特異的だ」「この免疫細胞は非特異的に働く」などと表現します。仮にAというウイルスがいるとして、それにZという特定の免疫細胞が働くことを「**特異的生体防御**」といい、これが獲得免疫です。

一方、自然免疫チームの免疫細胞が攻撃の対象とする病原体は幅広く、獲得免疫のように何百万という病原体の個々に、特異的に働くのではありません。Q20で、自然免疫の細胞は、ウイルスの成分や細菌の鞭毛など分子のパターンを認識し、獲得免疫チームに橋渡しをすると述べました。ただし自然免疫では、敵がウイルスであれがん細胞であれ、非自己であれば無差別に（特定せずに、ということ）、食細胞がパクパク食べる、炎症を起こしてやっつけるといった攻撃をします。これを「**非特異的生体防御**」といいます。

特異的か非特異的かは、体内パトロールをする免疫細胞の攻撃の方法とも言えます。特異的とは、敵のリーダーを特定して攻撃するようなもので、非特異的とは敵の集団全員に攻撃を仕掛けるイメージです。自然免疫と獲得免疫では戦法が大きく異なり、非特異的戦法から始めて、特異的戦法にスイッチするのです。

A27　自然免疫は「非特異的生体防御」、獲得免疫は「特異的生体防御」で闘う。

Q28　獲得免疫は反応するリンパ球によって分類される。「体液性免疫」と「細胞性免疫」とは？

たくさんの用語が出てきて混乱されるかもしれませんが、この2つの概念も免疫学では重要であり、高校の生物基礎や各種の医療資格の試験に出る用語として知られます。簡潔に紹介しましょう。

獲得免疫は、反応するリンパ球の種類によって**体液性免疫**と**細胞性免疫**に分けられます。

体液性免疫では主にB細胞が活躍します。抗原（ウイルスや細菌）に対して、B細胞が産生した「**免疫グロブリン**」というタンパク質でできた抗体をくっつけて排除するしくみです。この反応を**抗原抗体反応**と呼びます。

この反応で、ウイルスは感染力が低下したり、毒性が弱まったりします。体内に侵入してきたウイルスなどに細胞が直接反応せず、体液中に分泌された抗体によって排除されるため、このしくみを体液性免疫といいます。新型コロナウイルス、インフルエンザ、はしか、風しんなどのウイルスに応答する免疫のしくみであり、その反応の順はこうです。

1 体内にウイルスや細菌が侵入すると、樹状細胞などがそれを取り込んで断片化し（食べて砕くということ。食作用）、リンパ節（第五章で詳しく述べます）に移動する。

2 断片化されたウイルスや細菌の一部は、樹状細胞などの表面に掲げられ、「これが抗原だ」と、ほかの免疫細胞に提示される。

3 リンパ節を巡回しているT細胞は、2（担当する抗原を提示する樹状細胞）を認識すると活性化し、ヘルパーT細胞となって増殖する。

4 ヘルパーT細胞は、B細胞に対して「あのウイルスに対する抗体をつくれ」、「感染したあの細胞を破壊せよ」、また、「もう攻撃を終了せよ」といった指示をする。

5 それを受けたB細胞は活性化、増殖して「**抗体産生細胞**（形質細胞）」となり、ウイル

図15　抗体の構造と抗原抗体反応

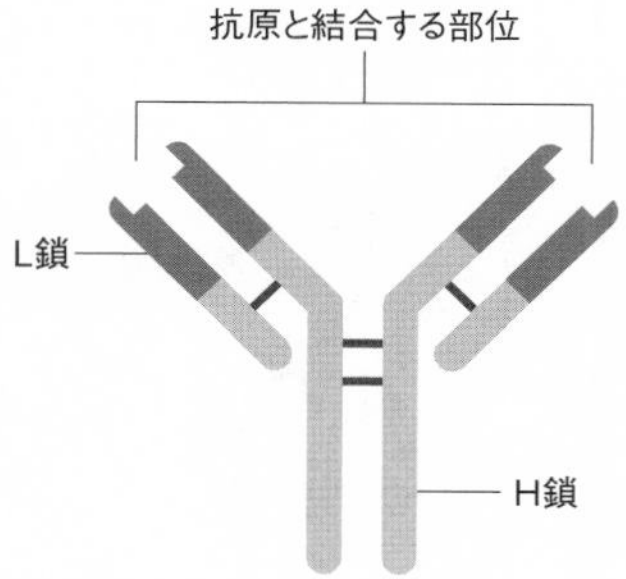

抗体はY字型のタンパク質で「免疫グロブリン」といい、2本のH鎖（重鎖）と2本のL鎖（軽鎖）からできている。先端の「可変部」は抗体の種類によって形が異なり、この部分に形が合う抗原と反応する。ほかの「定常部」はどの抗体でも同じ。

可変部　定常部

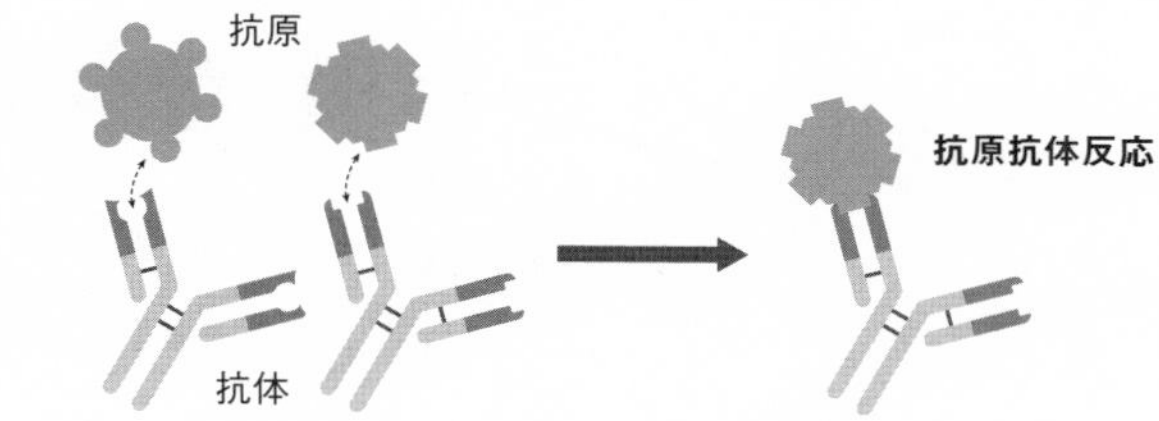

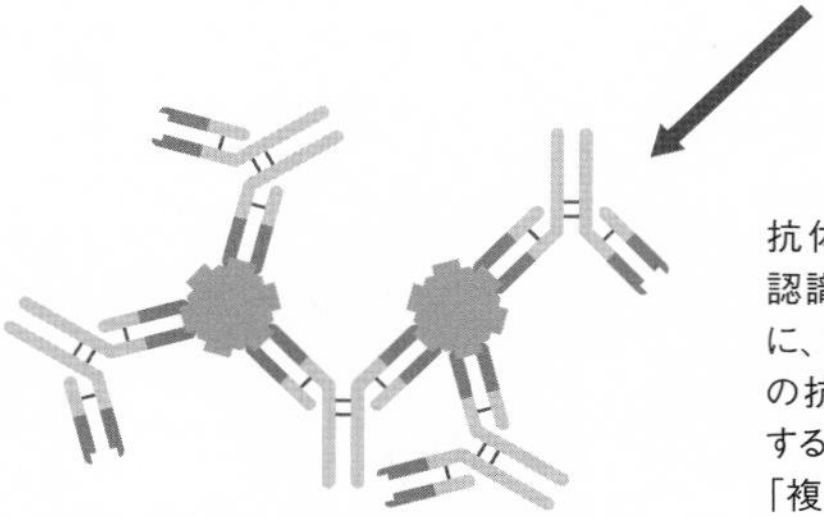

抗原抗体反応によりできた複合体

抗体は抗原の形（構造）を認識し、鍵と鍵穴が合うように、1種類の抗体に1種類の抗原が「特異的」に結合する（抗原抗体反応）。そして「複合体」をつくる。

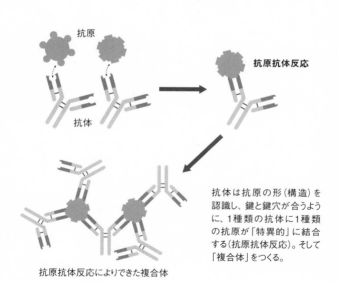

図16　体液性免疫のしくみ

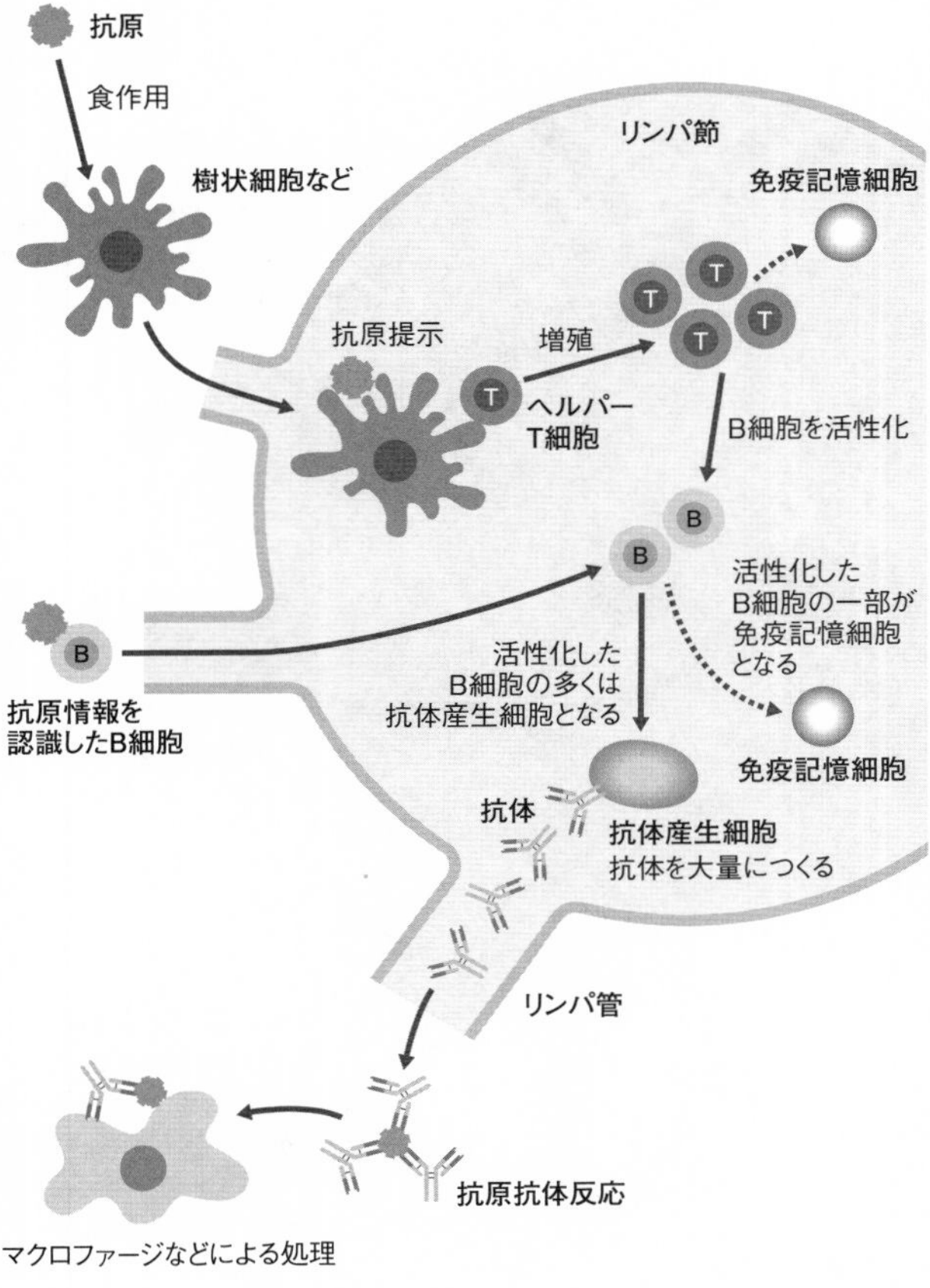
抗原
食作用
樹状細胞など
リンパ節
免疫記憶細胞
抗原提示
増殖
ヘルパーT細胞
B細胞を活性化
活性化したB細胞の一部が免疫記憶細胞となる
抗原情報を認識したB細胞
活性化したB細胞の多くは抗体産生細胞となる
免疫記憶細胞
抗体
抗体産生細胞
抗体を大量につくる
リンパ管
抗原抗体反応
マクロファージなどによる処理

スや細菌に対抗するための抗体を大量につくって細胞外の体液中に放出する。

6 抗体は抗原と特異的に結合し（抗原抗体反応）、その複合体はマクロファージや好中球によって食べられる（食作用）。

7 活性化したヘルパーT細胞やB細胞の一部がリンパ節などに免疫記憶細胞となって残り、次に同じ抗原が侵入してきた場合にはすばやく反応して抗体をつくる。

一方、細胞性免疫では主にT細胞が働きます。感染した細胞（感染細胞）に対して、リンパ球が直接攻撃するしくみです。細胞性免疫は感染細胞やがん細胞、手術などで移植された組織に、免疫細胞が特異的に働いて排除しようとするので細胞性といいます。その反応はこうです（次の2までは体液性免疫と同様です）。

1 体内にウイルスや細菌が侵入すると、樹状細胞などがそれを取り込んで断片化し、リンパ節に移動する。

2 断片化されたウイルスや細菌の一部は、樹状細胞などの表面に掲げられ、「これが抗

図17　細胞性免疫のしくみ

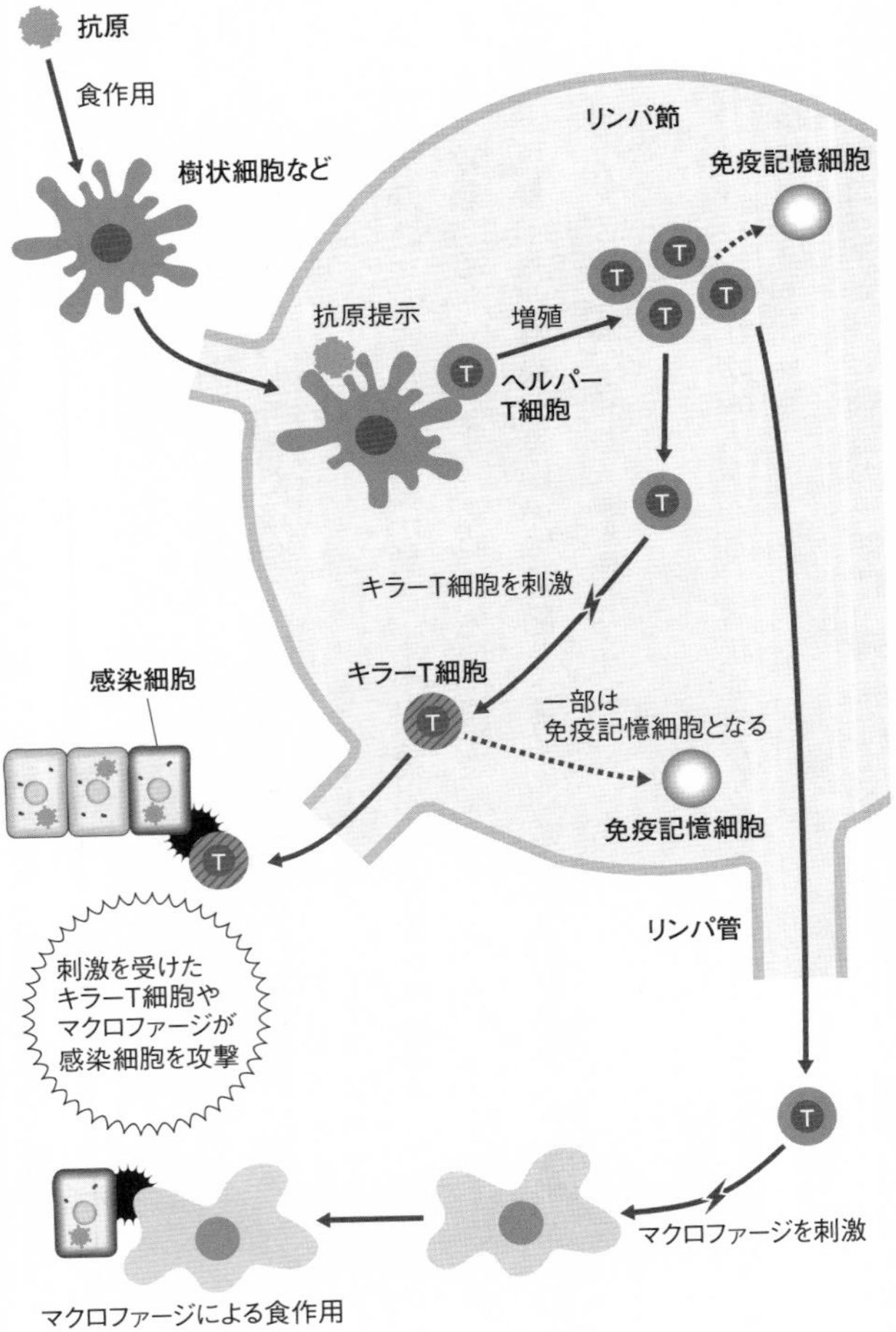
抗原
食作用
樹状細胞など
リンパ節
免疫記憶細胞
抗原提示
増殖
ヘルパー
T細胞
キラーT細胞を刺激
キラーT細胞
一部は
免疫記憶細胞となる
免疫記憶細胞
感染細胞
リンパ管
刺激を受けた
キラーT細胞や
マクロファージが
感染細胞を攻撃
マクロファージを刺激
マクロファージによる食作用

原だ」と、ほかの免疫細胞に提示される。
3　リンパ節を巡回しているT細胞は、2（担当する抗原を提示する樹状細胞）を認識すると活性化し、ヘルパーT細胞やキラーT細胞となって増殖する。
4　ヘルパーT細胞とキラーT細胞は、リンパ節を出てリンパ管と血管を通って感染場所へ移動する。
5　キラーT細胞は、感染細胞の表面に現れた抗原を目印に、その細胞を攻撃して殺す。
6　ヘルパーT細胞は、同じ抗原提示をしているマクロファージを活性化し、抗原を食べる能力を高める。
7　攻撃が終了するとヘルパーT細胞やキラーT細胞の多くは死滅し、一部は免疫記憶細胞となってリンパ節などに残る。

こうしてT細胞やB細胞が働いているときは、炎症（Q21）の兆候の、腫れや発熱、痛みなどの症状が出ます。自然免疫では急性炎症が起こるのに対し、獲得免疫の発動中に生じる炎症は慢性炎症である場合が多くなります。

A28　「体液性免疫」はB細胞が抗体をつくる。「細胞性免疫」はT細胞が感染細胞を直撃する。

Q29　獲得免疫ができるまでにどのくらいの時間がかかる？

獲得免疫において、T細胞とB細胞、また、樹状細胞やマクロファージが協力し合って外敵である病原体に対抗していることがおわかりいただけたでしょう。

前述のとおり、病原体との闘いを終えた免疫細胞たちの多くは死ぬのですが、一部は闘ったウイルスや細菌（抗原）の情報を記憶して生き残ります。そして、2回目以降に同じ病原体に侵入されたときには直ちに多くの抗体を産生して免疫反応を「強く」示すようになります。これを「**免疫記憶**」といい、獲得免疫のしくみの要といえます。逆に言うと、獲得免疫とは、ウイルスや細菌を記憶するようになるしくみともいえます。

ではこれらの応答にはどのぐらいの時間が必要なのでしょうか。

自然免疫は病原体に接するとすぐさま反応するのに対し、獲得免疫の場合、初めてのウイルスや細菌が侵入したときは作用を開始するのに1～2週間の時間を要します。風邪をひいたときに治癒するまでの時間を思い浮かべるとわかるでしょう。そして、この初めてのウイルスや細菌への免疫反応を**一次応答**といい、産生される抗体の量はまだ多くはありません。

しかし次の機会があります。一次応答で活性化したT細胞やB細胞、抗体産生細胞の一部は、前述のように免疫記憶細胞として体内に残ります。そして、免疫記憶細胞は同じ抗原が再び侵入してきたときには直ちに活性化、増殖し、今度は大量に抗体を産生します。これを**二次応答**といい、このときの大量生産状態は、1カ月以上継続します。こうして、同じ感染症にはかからない、あるいは軽症ですむようになります。

患者さんたちと獲得免疫ストーリーのお話をすると、「自然免疫の力には驚くが、とくにリンパ球を中心とする獲得免疫チームとの連携プレー、T細胞とB細胞の具体的な働き

図18　抗原に感染後の時間と抗体の産生量の関係

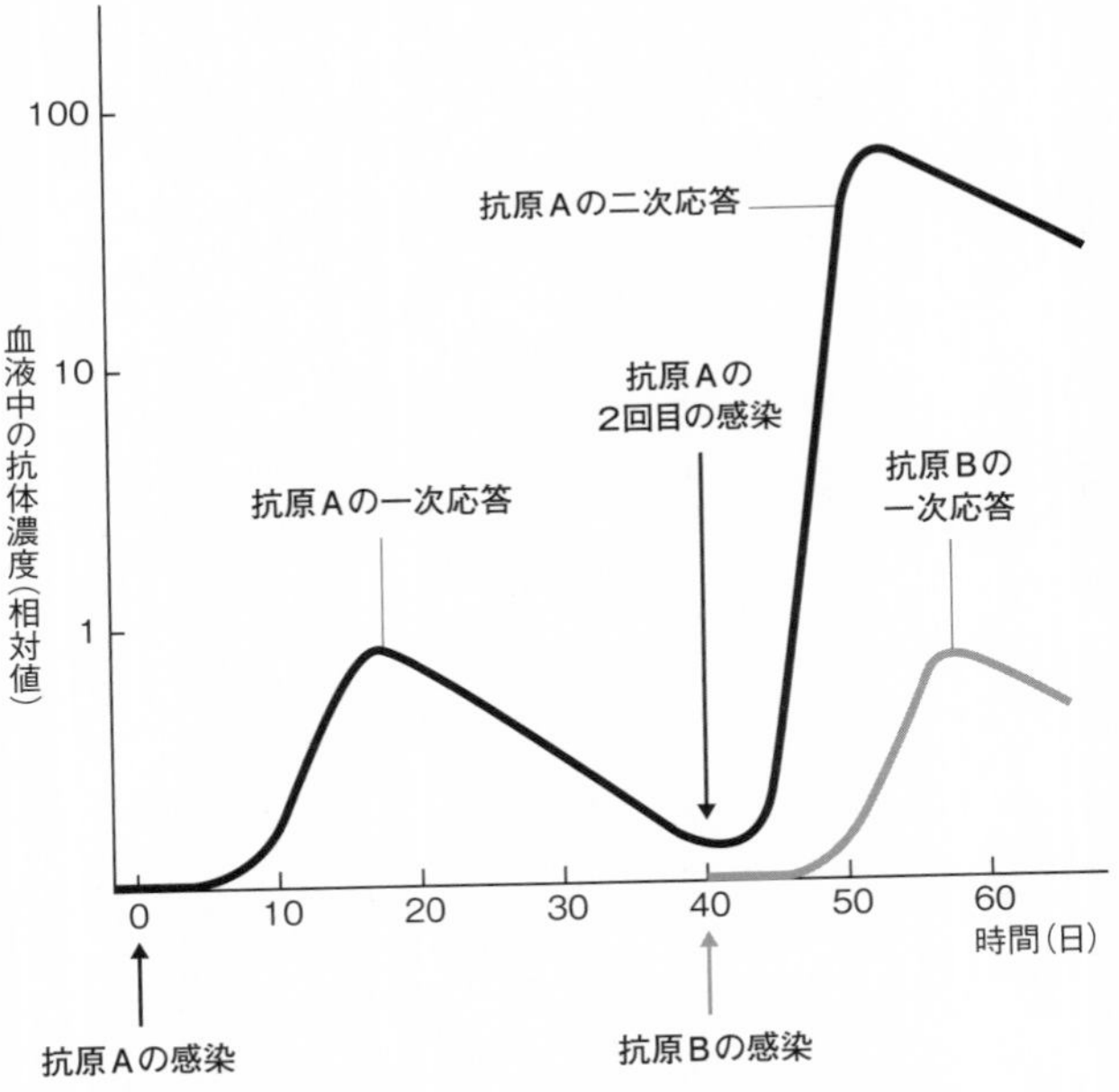

二次応答では免疫記憶細胞によってすみやかに強く免疫反応が起こる。

には目を見張るものがある」と異口同音に話されます。これは自分の体が危険にさらされたときに起こっていることです。病を得ると痛い、しんどい、苦しいことが続きますが、こうした免疫のしくみを理解すると、次には皆さん、「病と闘うにあたって、『免疫チーム、頑張ってくれ。やればできる』などと自分に語りかけられるようになった、気分の持ちようが変わった」と語られます。

臨床の現場で耳にするこうした声から、免疫を理解することは精神的ケアにもなるとわたしは考えています。

A29　獲得免疫の1回目の応答は1~2週間を要し、2回目以降は即座に反応する。

Q30　免疫記憶を利用したツベルクリン反応検査とは？

第一章のQ7では、「BCG接種」（結核菌に対する予防接種）による「訓練免疫」について述べました。新型コロナウイルスの流行で話題になっているテーマです。これはQ29で述べた免疫記憶と関係するため、ここでも補足しておきます。

かつて、学校でツベルクリン反応検査を経験したことがある方も多いでしょう。この検査は、免疫記憶を利用して、ヒトや動物を対象に結核菌に対する免疫記憶細胞があるかどうかを調べる検査です。精製した結核菌の成分を前腕の皮内に注射し、赤く腫れるかどうかを見ます。

結核菌に感染したことがある、あるいはBCG接種で結核菌に対する免疫記憶がある場合は、再び結核菌（抗原）が侵入すると細胞性免疫が急速に応答するため、腕が赤く腫れる炎症が生じて陽性と判断します。

大きく赤く腫れない場合は陰性であり、その後、人工的に免疫を獲得させるためにBCG接種を行いました。BCGの名称は、ワクチンを開発したフランスのパスツール研究所の研究者の名前に由来しています。２００５年４月からＢＣＧ直接接種が導入され、ツベルクリン反応検査は省略することになり、現在では定期的には行われていません（留学・転勤などで海外に行く際に検査が必要な場合もあります）。

A30 ツベルクリン反応検査は結核菌に免疫記憶があるかどうかを判定する。

Q31 「免疫グロブリン」とは何？

Q28で、体液性免疫においてＢ細胞が産生する抗体とは、免疫グロブリンというタンパク質であると述べました。「名称は聞いたことがあるけど何？　薬の名前？」と患者さんに尋ねられることがあります。免疫グロブリン製剤とは免疫グロブリンを薬にしたもので、健康な人から献血された血液からつくられ、がんの患者さんなどへの医薬品として活用されています。

免疫グロブリンとは、抗体の実態といえます。Igと略記し、ヒトでは血液やリンパ液、**組織液**（144ページ）に**IgG、IgA、IgM、IgD、IgE**の5種類が存在します。「IgG抗体」や「免疫グロブリンG」などとも呼ばれます。各種の国家試験対策の勉強法では語呂合わせの覚え方がいくつかあり、出題率の高さがうかがえます。

抗体の役割を理解するために、それぞれの特徴を簡潔に紹介しましょう。

IgG

血液中に最も多く存在し、免疫グロブリンの約70%を占める。ウイルスや細菌（抗原）と結合して食作用を働かせる、また補体（Q23）を活性化して自然免疫チームの食細胞による食作用を活性化させる。IgGは分子が小さく、唯一、胎盤を通過する抗体でもあるため、免疫機能が未発達な胎児に母親から移行し、胎児〜新生児の体液性免疫をも担う。

IgA

分泌型IgAと血清IgAの2種類があり、多くは分泌型IgA。分泌型IgAは、唾液や涙、気管支粘膜、鼻、腸管などの外分泌液中に多く含まれ、病原体が粘膜面に侵入するのを防御する（自然免疫）。また、初乳（産後3〜5日ぐらいに出る母乳）に多く含まれ、新生児の腸粘膜にとどまって病原体の侵入を防ぐ。血清ＩｇＡは血液中に含まれる。

IgM
進化の過程で最初に出現した抗体と言われる。ヒトでは感染初期に最初につくられ、補体による自然免疫を活性化させる。

IgD
Ｂ細胞の表面上に出現し、呼吸器感染に対する免疫防御に関わっていることがわかってきた。しかし、まだ不明な点も多い。

IgE
最も量が少ない。体に入ってきた**アレルゲン**（アレルギーの原因となる物質で、花粉やハウ

図19　免疫グロブリンの5つの種類の構造

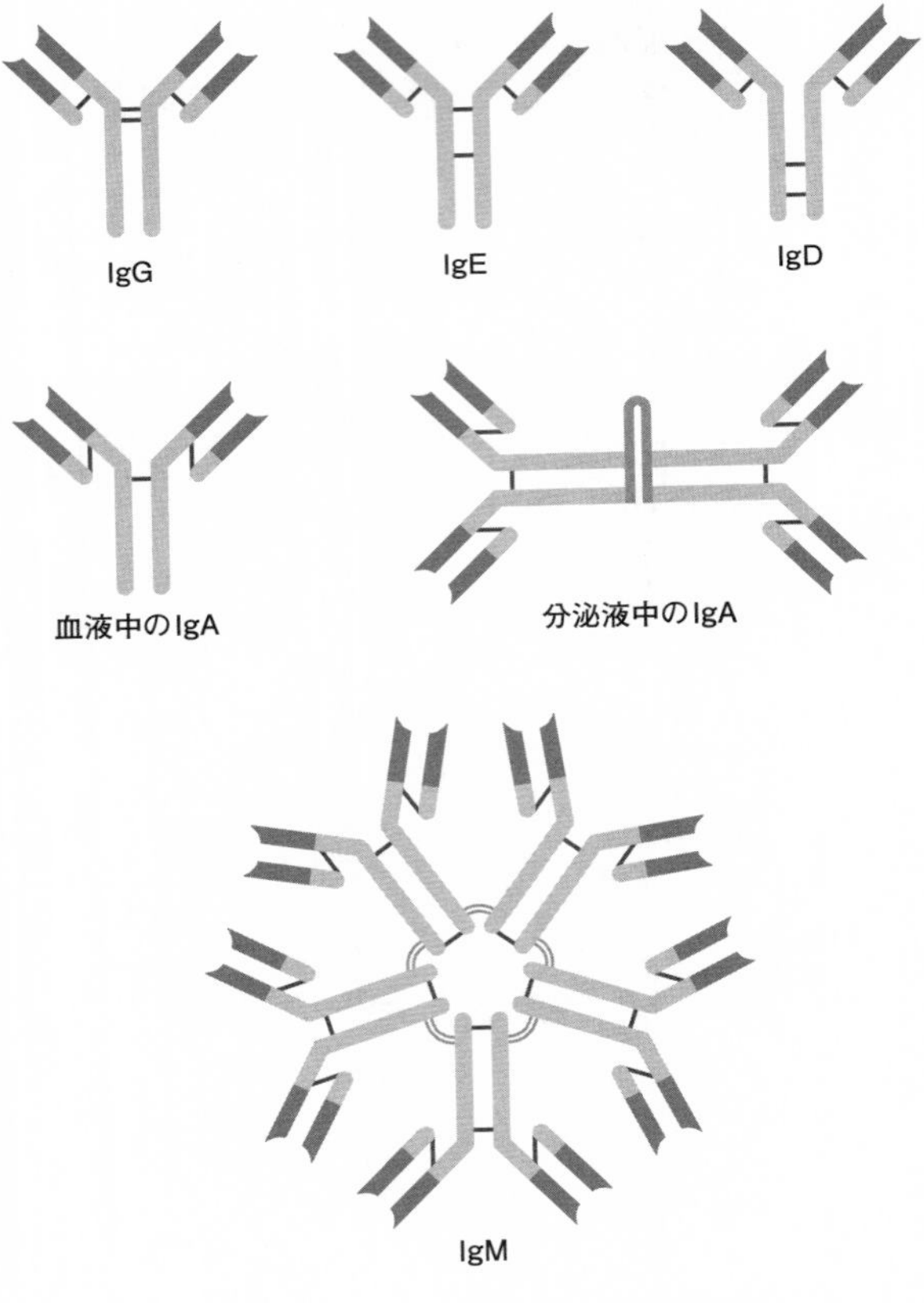

抗体の基本的な構造は図15で示したように5つともほぼ同じだが、分子の形状が異なる。IgG、IgE、IgDはY字型の単体で細部が違う。IgAは血液中ではY字型の単体だが分泌液などの中ではY字型の2つがくっついている。IgMは血液中で5つがくっついて存在する。

スダストなど）と結合してヒスタミン（神経系に広く分布する生理活性物質で、炎症、アレルギー反応、胃酸分泌、神経伝達などに関与する）やロイコトリエン（同じく生理活性物質で、気管支の収縮や血管の拡張に関与し、炎症の過程で重要な役割を持つ）を放出させ、アレルゲンから体を防御する働きがある。ただし、ヒスタミンやロイコトリエンが過剰に放出されるとアレルギー反応が引き起こされる。また、肥満細胞とともに、寄生虫感染症の防御を担う。

A31 「免疫グロブリン」は獲得した抗体の実態。ヒトには5種類があり、それぞれの役割がある。

Q32 一度感染症にかかると二度とかからない「二度なし」とは？

医学的に免疫が解明されていない昔から、ある特定の感染症の場合は「一度かかると二度とかからない」、あるいは「かかっても軽くてすむ」という現象が知られていました。これは「**二度なし**」と呼ばれ、免疫をわかりやすい言葉で表していると言えます。感染症に関する記録で世界的に最も古い文献は、紀元前5世紀のころの古代アテネ（現在のギリシャ）の歴史家が記したものだと伝わっており、そこに「二度なし」に関する記述があったと言われます。

「二度なし」という言葉について、免疫という概念をまだ学校で学んでいない小学校の高学年の生徒さんに話してみると、理解してくれたことがあります。新型コロナウイルスの脅威について、学校で知識を得ていることも背景にあるようです。

二度なしは、「免疫って何？」ということを家庭で子どもたちに教える際に役に立つ言葉かもしれません。ただし、インフルエンザウイルスのように、またおそらく新型コロナウイルスでも、二度なしとはいかない感染症もあるということを伝えておく必要があります。

二度なしの実現には、「感染症にかかって抗体がつくられる場合」と、「ワクチンを接種して抗体をつくる場合」の2つがあります。

これまで述べてきたように、感染症にかかると、免疫細胞が病原体を攻撃する武器といえる抗体をつくって闘います。闘いが終わると、戦士だった免疫細胞の一部は生き残って病原体を記憶（免疫記憶）します。これで次に同じ病原体が侵入してきた場合には即座に撃退にかかることができるのだ、と子どもたちに伝えてみてください。

A32 「二度なし」とは獲得免疫の働きのこと。

Q33 インフルエンザのワクチンを毎年接種するのはなぜ？

ウイルスや細菌の種類によっては、「二度なし」とはいかない場合もあります。身近な例ではインフルエンザウイルスはそれに該当し、ワクチンを接種しても数カ月間しか効かないために毎年の接種が推奨されています。これも患者さんに「なぜ毎年打つの？」とよく尋ねられることです。

はしか、水ぼうそう、おたふくかぜのように、終生にわたって「二度なし」となると考えられていた免疫を「終生免疫」と呼びます。しかし、患者さんからの質問が多いので繰り返し述べておきますが、インフルエンザウイルスや赤痢菌は遺伝子変異を頻繁に起こすため、そのたびに免疫が働きにくくなります。そこでインフルエンザの場合は毎年、流行時期の前に「今シーズンに流行が見込まれるタイプ」のワクチンを接種することが推奨されているのです。また、インフルエンザのワクチンは有効期間が接種後5カ月ぐらいしか持続しないという理由もあります。それでも、インフルエンザワクチンの接種を「3年前に打ったから今年はもういらない」と言う人はあとを絶ちません。

医療関係者は、インフルエンザがどういうものか、なぜ毎年接種する必要があるのかを根気強く広く伝えていく必要があります。また、「もういらない」と思っている方は、この機会にぜひ認識を改めていただきたいものです。

新型コロナウイルスの場合は、現時点（2021年4月）では研究途中であり、今後できあがるワクチンが、どのくらいの人に、どの程度、どのくらいの期間有効であるのかなど、まだ予測はついていません。しかし、新型コロナウイルスは第一章で述べたとおり、インフルエンザウイルスと同じRNA型であること、風邪の原因となる従来の季節性コロナウイルスも変異を繰り返すため、今後も無数の変異型ウイルスが出現するでしょう。
そうなると、インフルエンザワクチンのように、定期的な接種が必要となる場合もあります。

A33　インフルエンザウイルスは遺伝子変異を頻繁に繰り返し、毎年違う型が流行するから。

Q34　特定の病原体に「オーダーメイド」で抗体を獲得するとはどういうこと?

獲得免疫は、特定の病原体に対してのみつくられて、これを特異的生体防御というと言いました。なぜそうなるのかをものすごく簡単に言うと、生き残ったリンパ球の記憶とは、闘った病原体のものなので、別の病原体には働かないからです。「闘っていない病原体のことは記憶できない」のです。つまり、獲得免疫による抗体は、侵入してきた病原体に対して「オーダーメイド」でつくられるわけです。はしかの病原体には、はしかの抗体がオーダーメイドで構築されます。

獲得免疫はその点が自然免疫とは違い、はしかならはしかと、ある特定の病原体だけに特異的に働きます。特異的生体防御についてはQ27で詳述しましたが、「免疫細胞がなぜある特定の病原体にだけ働くのか。別の病原体には働かないのか。その違い」は、免疫を理解するカギになります。

獲得免疫のストーリーを大まかにでも理解すると、感染症を予防するにあたってどうすれば良いのかという道筋が見えてきます。キーワードは「ワクチンの接種」です。それについては第七章のQ46で掘り下げて考えましょう。

そしてその前に、次の章では、これまで登場してきた役者の免疫細胞は、体のどこで生まれてどこでこれらの反応を起こしているのかについて見ていきます。どちらも意外な部位かもしれません。

A34　獲得免疫では、免疫細胞が特定の病原体に応じてオーダーメイドで抗体をつくる。

第五章　免疫が働く舞台

——リンパ系、のど、腸管

これまで、我々の体には自然免疫という二重の構えがあり、その先にはさらに獲得免疫という巧妙な構えがあって3段階で病原体を防御していることを述べてきました。その担い手となるのは白血球の一種の免疫細胞たち、すなわち好中球、リンパ球のT細胞、B細胞、ナチュラルキラー細胞、単球から分化するマクロファージや樹状細胞などであること、この中のB細胞によって免疫グロブリンという抗体がつくられていることはおわかりいただけたと思います。

そしてこの過程の話の中でよく尋ねられるのは、「その免疫細胞たちは、体のどこで生まれてどこで育ち、どの場所でウイルスや細菌と闘ってくれているの?」ということです。自分の体の中で起こっていることながら、「免疫細胞たちは黙って仕事をするので、どこがどうなって炎症が治まっていくのか、ピンとこない」とも言われます。

本章では、免疫細胞の戦闘の現場と、そこでどう働くのかをポイントとして紹介します。きっと自分の体の免疫反応の「現場」に興味を持っていただけることでしょう。

Q35　免疫細胞はどこで生まれるの?

まず、免疫細胞は体のどこで生まれるのかについてお答えします。

免疫細胞はすべて、「骨髄《こつずい》」にある「造血幹細胞《ぞうけつかんさいぼう》」からつくられます。骨髄とは骨の中心部分のことで、造血幹細胞とは、白血球・赤血球・血小板のもとになる細胞のことです。もとになる細胞とは、「分化前の細胞」という意味です。未熟な細胞から、成熟して特徴がはっきりした細胞がつくられる過程を分化といいます。造血幹細胞は、血球（血液細胞）たちの先祖と言えるわけです。

血液中を流れる白血球などの血球の寿命は短くて数日から数カ月で新しく生まれ変わります。血球を新たにつくることを「造血」といいます。また「幹細胞」とは、あらゆる種類の血球を枝葉にたとえて、そのもととなる木の「幹」にあたる細胞という意味です。漢字を間違って、「造血管細胞」と書く医学生も多いのですが、造血・幹細胞という意味合いの言葉であることを念のため付け加えておきます。

では、全身のどこの骨で、造血幹細胞から各種の血球がつくられているのでしょうか。

図20　免疫細胞とリンパ系

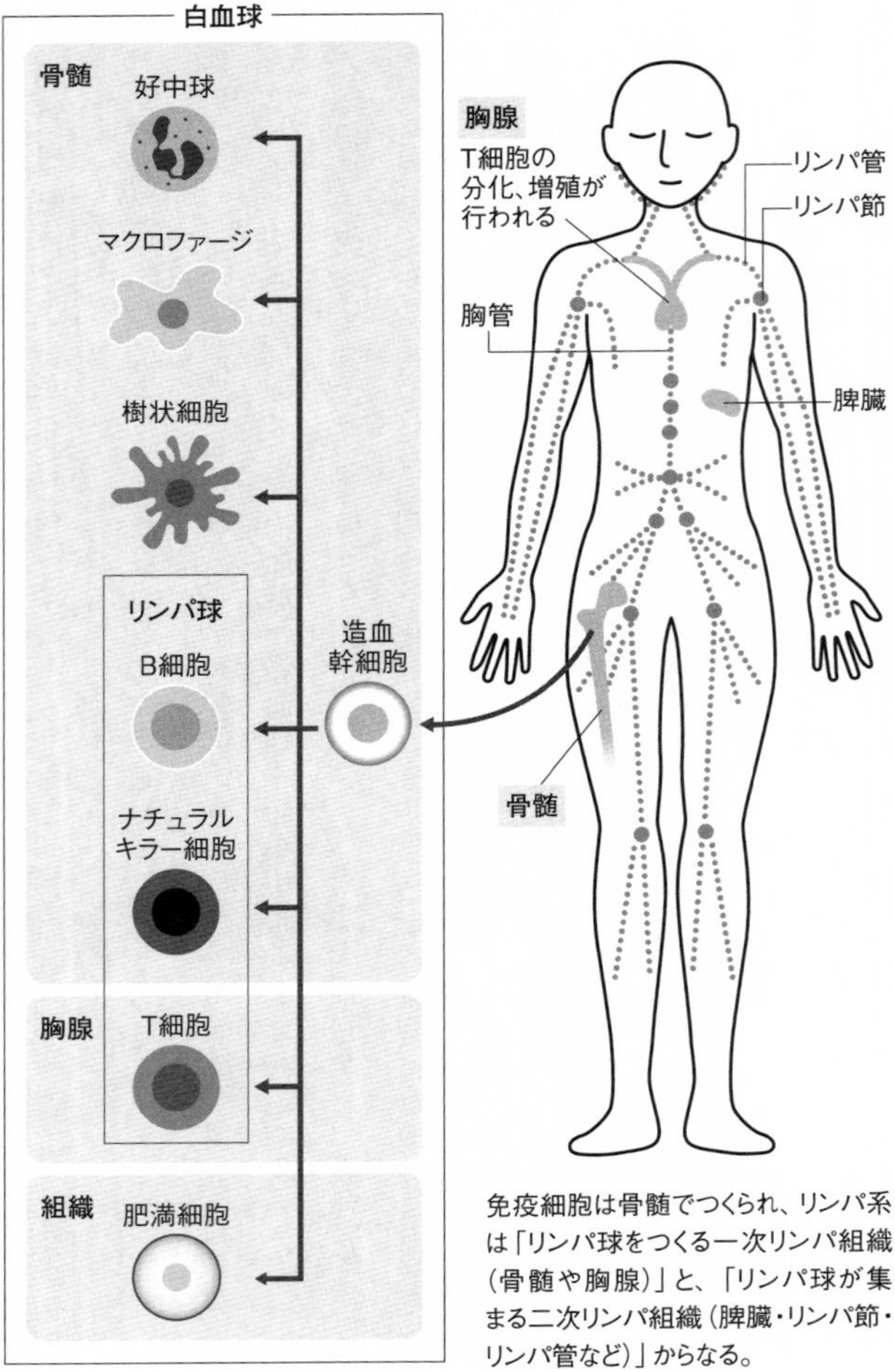

免疫細胞は骨髄でつくられ、リンパ系は「リンパ球をつくる一次リンパ組織（骨髄や胸腺）」と、「リンパ球が集まる二次リンパ組織（脾臓・リンパ節・リンパ管など）」からなる。

幼児のころは全身の骨でつくられますが、年齢とともに腕やふとももの骨ではその機能は失われていきます。成人では、腕やふともも以外の、とくに胴体部の脊椎・胸骨・肋骨・骨盤で造血幹細胞の造血機能が活発になっています。

A35　免疫細胞は「骨髄」の「造血幹細胞」から生まれる。

Q36　免疫細胞は体のどこでどのように育つの？

まず、獲得免疫の主役となるT細胞、B細胞は、それぞれ成熟する場所が違います。

リンパ球の一部は未熟なまま骨髄から「**胸腺**」（図20）に移動し、そこで育ち（分化・増殖）、T細胞になります。胸腺とは、胸の中央の胸骨の裏側で、心臓と大動脈の前にかぶさるように位置する器官です。そこには未熟なT細胞がぎっしり詰まっています。胸腺で成熟したT細胞は、やがて全身の**リンパ組織**へ旅立つのです。T細胞の「T」は、胸腺の英語のThymusの頭文字です。

成熟とはどういうことかというと（専門的な知識ですが、なにせT細胞は獲得免疫の主役なので、その特徴を紹介しておきます）、T細胞が、樹状細胞が提示してくる病原体の断片を「抗原」として認識できるようになった状態を指します。

1個のT細胞は1種類の抗原しか認識しない、また病原体そのものの認識もしません。樹状細胞に抗原を提示されてから認識するのです。

そして、T細胞が持つ「**T細胞受容体**（TCR）」と、樹状細胞が持つ「**主要組織適合抗原**（MHC抗原）」（細胞の表面に突き出した、お皿のような形をしたタンパク質）と、病原体の断片（抗原）の複合体とが、まるで鍵と鍵穴のようにぴたっと合うと、T細胞は活性化します。

一方、骨髄で生まれたB細胞は、骨髄を出て全身のリンパ節や、胃の後ろにあるにぎりこぶし程度の大きさの「**脾臓**《ひぞう》」で成熟します。「B」は、骨髄の英語のBone marrowの頭文字に由来します。B細胞も「B細胞受容体（BCR）」を持ち、1個のB細胞は1種類の抗原しか認識しません。

第四章で述べたように、B細胞はT細胞が「樹状細胞による抗原提示」を認識して活性化されると、抗体産生細胞（形質細胞）という形に変身して抗体をつくり出します。また、B細胞の一部は免疫記憶細胞（メモリーB細胞）になって次の病原体の侵入に備えます。

免疫細胞は造血幹細胞から新たにつくられてすぐに免疫の役割を果たすのではなく、免疫反応を起こす「現場」で機能を鍛錬され、成熟した細胞へと分化し、活性化していくのです。

胸腺や脾臓は病気の話題でもあまりクローズアップされることはなく、臓器の中でも地味な存在と言えるかもしれません。しかし、実は免疫細胞を育てる「現場」のひとつとして、人体を守るうえで重要な部位なのです。

A36　T細胞は「胸腺」で、B細胞は「脾臓」で育ち、成熟した細胞に変身していく。

Q37　免疫細胞がウイルスや細菌と闘う場所はどこ？　リンパ系とは？

　胸腺で成熟したT細胞や脾臓で成熟したB細胞たち免疫細胞は、やがて体内でウイルスや細菌と闘いますが、いったい、体のどこで闘っているのでしょうか。

　それは、主に「**リンパ系**」と「**のど**」と「**腸管**」です。順を追って説明しましょう。

　免疫細胞は白血球の一種であり、血液とリンパ液に乗ってウイルスや細菌がいないか、全身をパトロールしていると言いました。

　血液は血管を、リンパ液は**リンパ管**の中を通り、その血管もリンパ管も全身に張り巡らされています。そして、リンパ球の一部は動脈から毛細血管を巡りながら、血管の外に少しずつしみ出しています。血管壁には微細な孔があるのです。そこからしみ出した液体は、細胞と細胞の間を満たすようになります。これを「組織液（間質液・細胞間液・細胞間リンパ液とも呼ぶ）」といい、リンパ液の源流となります。透明で無色か、部位によっては黄色みを帯びています。

ケガで切り傷やすり傷を負ったときに、血液とともに無色の液体が出てくるでしょう。それが組織液です。組織液は血液中の栄養分や酸素を細胞に渡し、細胞からは二酸化炭素やアンモニアなどの老廃物を受け取って血液に渡す働きがあります。ヒトの体を循環する体液のひとつとして、血液と同じように重要な存在です。

その組織液は細胞間を循環したのちに、今度はリンパ管に取り込まれます。そうしてリンパ液となるわけです。

リンパ管のあちこちには、「リンパ節」という1～25ミリほどの豆粒のような大小の組織が存在します。リンパ節は、耳の前や後ろ、首の周り（頸部《けいぶ》）、あごの下（顎下部《がっかぶ》）、鎖骨の下、わきの下（腋窩部《えきかぶ》）、脚の付け根（そけい部）など、胴体部と両手両足、頭頸部（首より上のすべて）との境界部分や肺の内側、おなか、骨盤内にとくに多く集まっています。このリンパ節でリンパ球の一部は細胞分裂をして増殖します。

外部から体内に侵入してリンパ液中を流れてきたウイルスや細菌は、このリンパ節で捕らえられて処理されます。処理とは、第四章で見てきたように、免疫細胞が病原体を捕らえ、攻撃し、破壊し、食べて、食べかすを記憶して次の攻撃に備える、ということです。

リンパ節こそが、ウイルスや細菌が全身へ広がるのを防ぐ舞台となっているわけです。

風邪をひいたときに首のリンパ節が腫れて痛むのは、そこで免疫細胞たちがウイルスと闘って炎症を起こしているからです。ウイルスを撃退する過程の症状であるため、腫れてデコボコしているからと、指で押したり刺激したりしてはいけません。全身を安静にしておく必要があります。

もうひとつ、B細胞が成熟する場所でもある脾臓にはマクロファージや樹状細胞も存在し、流れてくる血液中の病原体や異物を貪食します。

これらの器官をまとめて「リンパ系」と呼びます。つまり、免疫細胞が働く場所は、リンパ管やリンパ節、胸腺や脾臓などのリンパ系や、血管になります。場所や働きを整理しておきましょう。

リンパ系

免疫細胞が育ち、病原体と闘う場所。ヒトの循環系のひとつ（もうひとつは血管系）。

リンパ管…リンパ液が通る管

リンパ節…リンパ管の要所にある節目で、免疫反応が発動する場所

骨髄…骨の中心部分で、すべての血液細胞を供給する造血器官。免疫細胞がつくられる場所

胸腺…T細胞が成熟する場所

脾臓…リンパ球が集まって、血液中に侵入した病原体に対して食作用や免疫応答を行う場所

リンパ組織

含まれるリンパ球の成熟度や発達の段階によって、一次と二次に分けられる。

一次リンパ組織

「骨髄」と「胸腺」。白血球が最初に分化する現場なので一次と分類する。

二次リンパ組織
分化した免疫細胞たちが免疫反応を開始する現場の「リンパ節」「脾臓」と、後述する「小腸のパイエル板」「のどの扁桃」など。

免疫細胞は骨の中の骨髄で生まれ、一部はそこで成長し、ほかの一部は胸腺や脾臓に移動して成熟します。その後、血液やリンパ液の流れに乗って全身を巡り、ウイルスや細菌を見つけてはリンパ節などで免疫反応を起こしてやっつけるということです。

「リンパ液の流れを改善すると免疫力が高まる」という表現をよく耳にするでしょう。そのとおり、こうして免疫細胞がいつどこでどう発動するかを考えると、リンパ液の循環のありようが免疫の状態と深く関わっていることがわかります。

全身にリンパ液がどう流れているか、またリンパ液の流れを促す方法は第七章で紹介します。全身の中でも免疫細胞が格闘しやすいスポットののどについてはQ39で、腸管についてはQ41で解説します。ここでは、全身に存在するリンパ系とは何かを認識しておきましょう。

A37　免疫細胞が育ち、働く場所は「リンパ系」。一次リンパ組織の骨髄と胸腺、二次リンパ組織のリンパ節と脾臓、のどの扁桃、小腸のパイエル板などがある。

Q38　免疫反応が発動する舞台「リンパ節」では何が起こっている？

リンパ系について興味を持たれる患者さんは多く、中でも「リンパ節ってよく聞くけど、何をするところ？」「リンパ液の流れってどうなっているの？」という質問が目立ちます。

前述のとおり、リンパ節は全身に張り巡らされているリンパ管の要所に存在する、豆粒大の組織です。それは体内に大小合わせて、400〜700個ほどが存在しています。145ページで述べた部分に多く集まり、リンパ液中を流れてきた危険な病原体や異物を捕らえて免疫反応を行い、病原体などを通過させないように働きます。

図21　リンパ節の構造

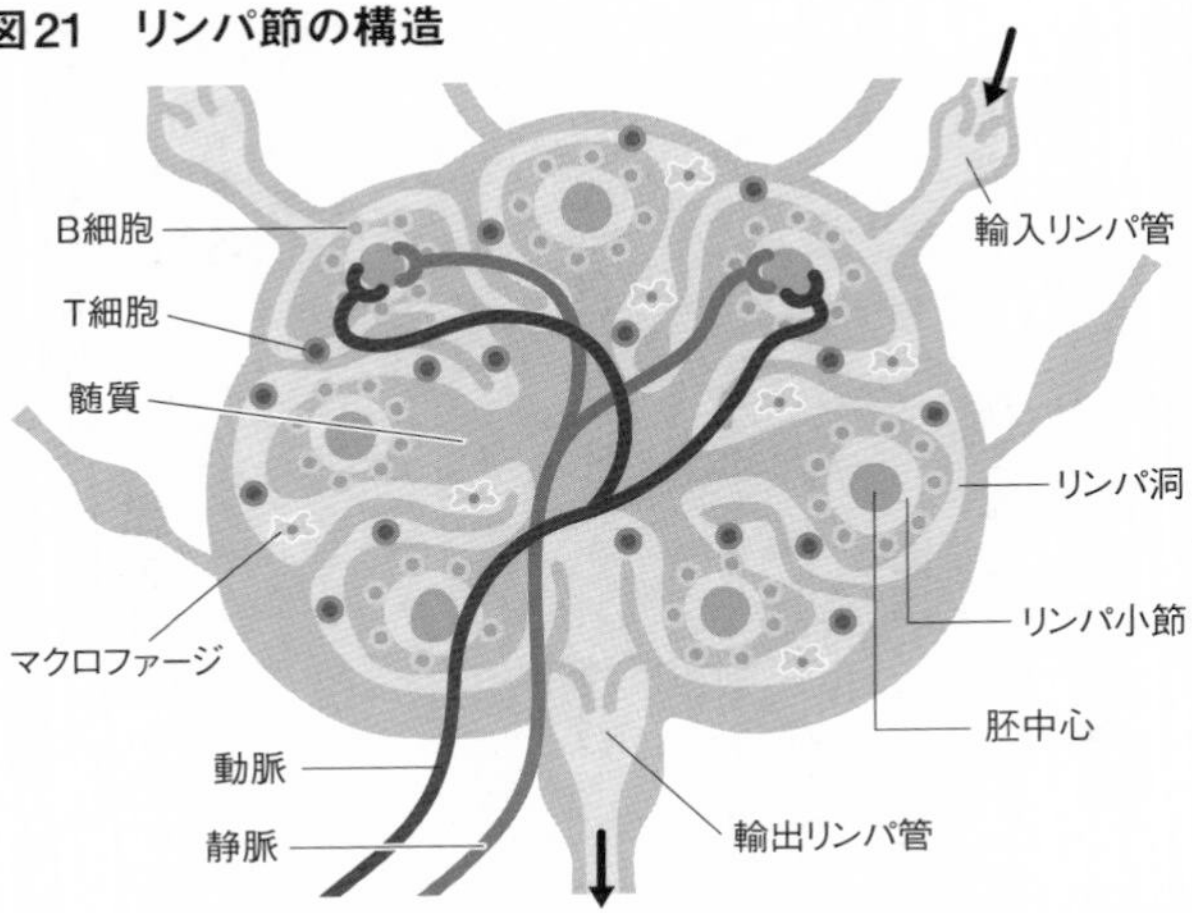

矢印はリンパ液の流れ。リンパ節で免疫反応が発動し、ウイルスや細菌が処理される。

図21を見てください。リンパ節は免疫反応にとってとても重要な「現場」です。なぜかというと、リンパ液中のウイルスや細菌と免疫細胞は、ここで闘いを開始するからです。リンパ節は免疫反応の大舞台ともいえます。第四章でも述べたように、自然免疫で撃退しきれなかった病原体を樹状細胞が捕らえて、獲得免疫チームに引き渡し（抗原提示）をする場所がこのリンパ節になります。

リンパ節の中は複数の部屋に分かれていて、部屋の中にはさらに小部屋の「**リンパ小節**（リンパ濾胞《ろほう》）」があり、それらの周囲を「リンパ洞」が取り囲んでいます。

免疫反応の舞台だけに、リンパ小節にはリンパ球がたくさん集まっています。また、リンパ節の周囲の皮質にはB細胞が、その内側の傍皮質にはT細胞が、中心部の髄質にはB細胞がパワーアップして抗体を産生するようになった抗体産生細胞が集まっています。とくに「胚中心《はいちゅうしん》」という領域ではB細胞が質の良い抗体をつくっています。

リンパ節にリンパ液を注ぎ込む管を「輸入リンパ管」といい、送り出す管を「輸出リンパ管」といいます。リンパ液は体の末端から中心部に向かって流れていて逆流はしないので、リンパ節に入る管と、出ていく管は決まっています。そして、輸入リンパ管より輸出リンパ管のほうが数が少ないために、リンパ液はリンパ節の中で長くとどまり、リンパ洞をゆっくり流れます。そのため、病原体と闘うチャンスができるわけです。


では、リンパ節の中で、免疫細胞はどう働いているのでしょうか。

これは第四章で詳述した獲得免疫の働きになります。リンパ節で働く免疫細胞は、主に獲得免疫チームのリンパ球（白血球）の一種のT細胞、B細胞、また、B細胞がパワーアップした抗体産生細胞、それに病原体を食べるマクロファージや情報の橋渡し役の樹状細胞たちです。これらの細胞がチームを組んで、これまで述べてきた獲得免疫の反応を展開します。

リンパ液に乗ってきたウイルスや細菌（抗原）は、リンパ節内でマクロファージによって食べられるなどして処理されます。がん細胞も処理されますが、処理しきれなかったものがリンパ節で増殖することがあります。これをがん細胞の「リンパ節転移」といいます。

リンパ節内の免疫反応はとても重要なポイントなので、おさらいをかねて記します。リンパ節に流れてきた病原体がリンパ洞の中に侵入すると、マクロファージがパクパクと貪食します。また、体のどこかで病原体を捕まえた樹状細胞は、リンパ液に乗ってリンパ節にやってきて、「捕まえたよ！」とT細胞に報告、つまり抗原提示をします。するとT細胞は活性化して細胞分裂し、自分のコピーをたくさんつくる自己増殖を開始して、「ヘルパーT細胞」や「キラーT細胞」に変身していくのです。

このキラーT細胞は病原体を直接攻撃します。またヘルパーT細胞はB細胞を活性化し、それは抗体産生細胞となって大量の抗体を産生してリンパ液や組織液、血液中に分泌します。免疫はこのようにできていくのだとイメージしてください。

さらに、ヘルパーT細胞やキラーT細胞、B細胞の一部は免疫記憶細胞としてリンパ節や血液中などに残り、次回、同じウイルスや細菌が侵入してきたときにはすばやく増殖して抗体をつくります。こうして一部の感染症は一度かかると二度はかからない、またかかっても軽症ですむ「二度なし」というしくみができていきます（Q32）。

そして、リンパ節が腫れるといった炎症は、免疫細胞がウイルスや細菌とこのようにして闘っている証なのです。

A38　リンパ節では免疫が発動、ウイルスや細菌が全身に広がるのを防ぐ。

Q39　のどの痛みはウイルス襲来の非常ベル——扁桃の正体とは？

新型コロナウイルス感染症が流行し始めてから、のどの調子を心配される方が急増しています。診察をして「正常ですよ」「軽い炎症です。数日で治るでしょう」とお伝えしても、「いや、夜になるといつも痛む」「常に腫れているように思う」と訴えられる患者さんもいます。せきひとつするにも緊張が走るこのごろ、少しでものどに違和感を覚えたら「新型コロナウイルスかも……」と不安になることもあるでしょう。

とくに、空気が乾燥して寒い季節は、インフルエンザや風邪の対策としても、のどの状態がとても気になるものです。うがい法など、のどのセルフケアについては第七章で述べますが、ここでは、のどと免疫はどう関係するのかを理解しておきましょう。

のどが腫れるのはのどの粘膜と「扁桃」という部分で、免疫細胞がウイルスや細菌と闘っている状態です。扁桃とは、のどの奥のリンパ組織が集まっている部位のことで、前述のとおり、二次リンパ組織に分類されます。リンパ組織とは、リンパ球などさまざまな種類の免疫細胞が網の目状にからんで存在する結合組織のことです。

風邪をひいたときにのどが痛むと、「リンパ腺が腫れる」と言うでしょう。そのリンパ腺とはのどにあるリンパ節（顎下《がっか》リンパ節やオトガイ下リンパ節）を指しています。医学的には「腺」ではなく「節」ですが、同義です。

ウイルスを体内に侵入させないうえで重要なので何度でも伝えますが、のどが腫れたり、ケガで皮膚に傷ができたりしたときに治る過程で生じる「発赤・発熱・腫脹・疼痛」は炎症の四兆候であり、免疫の働きです。

第一章のQ10で述べたとおり、のどは外界と接している臓器であり、食事や空気を取り入れる扉です。つまり、病原体や異物の侵入口でもあります。のどの炎症は痛くてつらいものですが、これはのどから奥の気管にウイルスや細菌を侵入させない、風邪をこじらせないための免疫反応です。このとき、炎症を起こしている現場が扁桃なのです。

扁桃はその形状がアーモンドの種子に似ているため、アーモンドの別名である扁桃と名付けられました。「扁桃腺」とよく表現しますが、前述のリンパ腺と同様に、扁桃は実際には「腺」ではなく、医学的には「扁桃」といいます。「扁桃腺が腫れた」という表現と「のどのリンパ腺が腫れた」というのはどちらも「扁桃が炎症を起こした」ことを指し、

図22　ワルダイエル扁桃輪

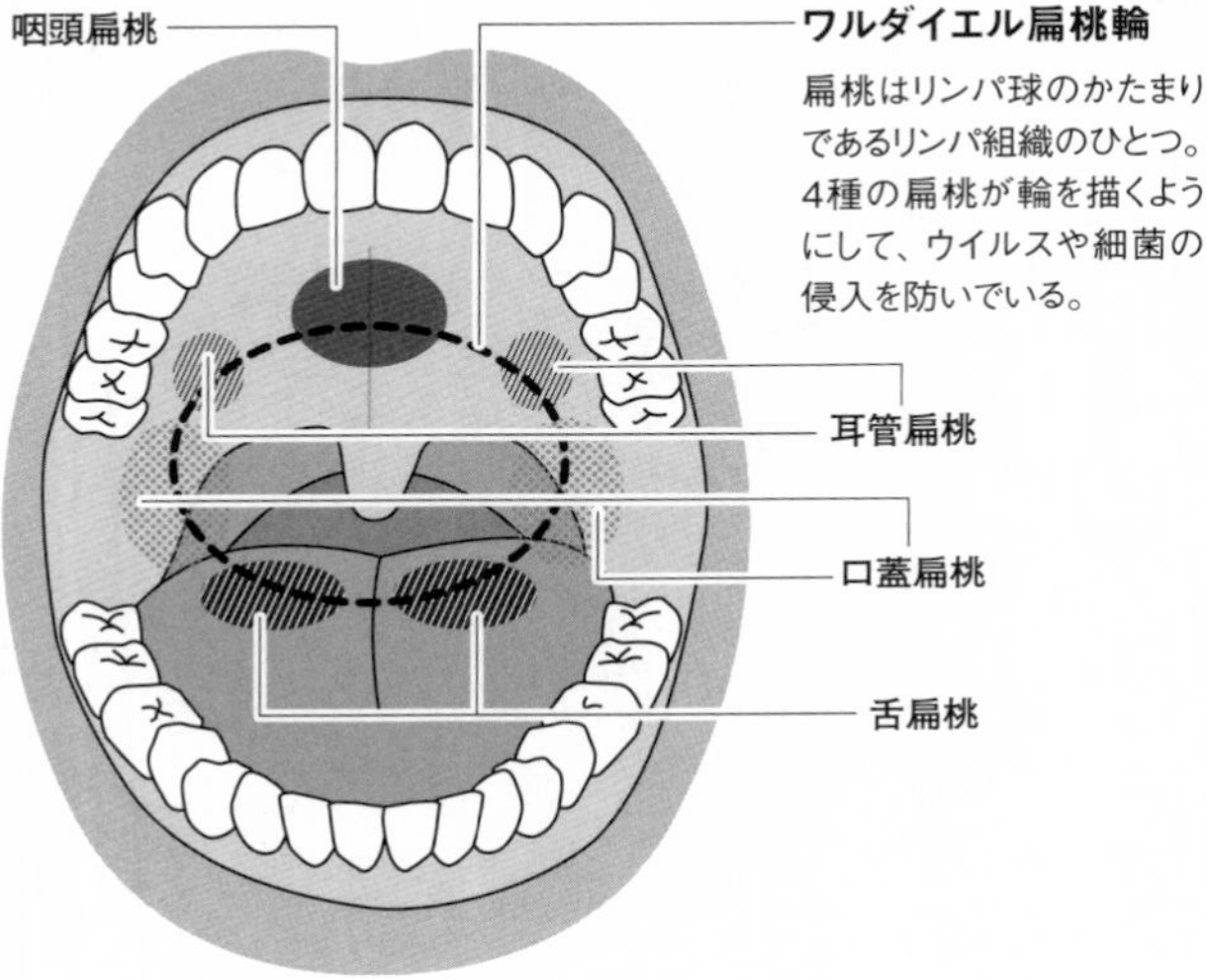
咽頭扁桃
ワルダイエル扁桃輪
扁桃はリンパ球のかたまりであるリンパ組織のひとつ。4種の扁桃が輪を描くようにして、ウイルスや細菌の侵入を防いでいる。
耳管扁桃
口蓋扁桃
舌扁桃

「扁桃炎」といいます。

扁桃には、4つの種類があってのどを守っています。4種とは、口蓋垂（のどちんこ）の両脇にある「**口蓋扁桃**」、鼻の奥の「**咽頭扁桃**」、舌の付け根の「**舌《ぜつ》扁桃**」、鼻と耳をつなぐ耳管の入り口にある「**耳管扁桃**」です。

この4つの扁桃は、のどを守るようにぐるっと輪の形に並んでいます。これは発見者のドイツ人医師の名にちなんで「**ワルダイエル扁桃輪**（ワルダイエル咽頭輪）」と呼ばれ、「病原体や異物の侵入から体を守る第一のとりで」と言われます。

単に「扁桃」と呼ぶ場合は、一般には口蓋扁桃を指します。

自然免疫の働きで、のどや鼻、それらに続く気道でも、線毛がウイルスや細菌を粘液に乗せて、せきやくしゃみとともに押し出していると述べました（74ページ）。それに加え、のどでは、ワルダイエル扁桃輪のリンパ組織で免疫細胞が働いて、炎症を起こしてウイルスなどの侵入を食い止めようとしているのです。

線毛や免疫細胞が活性化するのは、適切な湿度、温度（体温）を有するときです。そのため、こまめな水分補給や加湿をしてのどは常に潤しておき、低温にならないように寒いときはマフラーなどでガードする必要があります。

A39　リンパ組織である扁桃は免疫細胞が格闘する舞台。ウイルスの侵入を防ぐ第一のとりで。

Q40　のどの炎症が免疫反応ならば、薬は飲まないほうが良い？

「のどの炎症が免疫反応ならば、薬は飲まないほうが良いの？」という疑問を持つ方は多いでしょう。

理想は、ウイルスが襲来しても、自然免疫の段階で撃退して炎症が強く起こらないことであり、起こったとしてもうがいケアや水分摂取、環境の保湿、十分な睡眠、栄養バランスが整った食事などをとって、症状が軽いうちに治癒することです。

また、「市販の風邪薬を飲んだら風邪は予防できるの？」という質問もありますが、風邪を予防する薬はありません。というのも、風邪薬とは、鼻水やのどの痛み、せきやたん、発熱、下痢など風邪の症状のそれぞれを和らげる対症療法であり、風邪のウイルスを撃退する薬ではありません。風邪のワクチンは存在しないと述べましたが、抗風邪ウイルス薬も現在は存在しないのです。軽症の場合に、あわてて市販の「風邪薬」を服用する必要はありません。

ただし、疲労時やストレスがあるなどで免疫がうまく反応しない、または侵入しようとするウイルスの量が多い場合は軽症ですまないことがあります。薬を飲むかどうかは、37度以上の熱がない場合は「いつもの風邪とはちょっと違う」とか「このままだと悪化しそうだ」など、これまでの経験に照らし合わせて判断すれば良いでしょう。

また、のどあめについては医師によって見解が分かれるところですが、唾液の分泌を促進し、のどの保温・保湿に寄与するので、嫌いでなければ使用して良いでしょう。わたしは、風邪をひいていなくても飛行機に乗るときは必ずのどあめか黒あめを持参します。のどの乾燥を防ぎ、嚥下《えんげ》運動によって自然と耳抜きもできるからです。

のどが痛くて食事を飲み込むのもつらい、せきやたんが止まらないなどというときは、自己診断をせずに耳鼻咽喉科を受診してください。

次に、新型コロナウイルス、インフルエンザ、風邪などのウイルスや、肺炎球菌やA群β溶連菌などの細菌による感染症が原因で薬が必要になる、のどの炎症が強い場合の病気の可能性について紹介しておきます。

急性咽頭炎

咽頭が腫れて炎症を起こしている状態。風邪の症状のひとつとして多く見られる。咽頭は口や鼻を通して外界と接触するので、細菌やウイルスによる感染を起こしやすい。

咽頭の腫れが進むと赤い粒の発疹ができて痛み、白い口内炎ができるとより激しく痛み、飲食物を飲み込むこともつらくなる。せきやたんが出る、耳が痛む、また、発熱や倦怠感を伴うことがある。

急性扁桃炎

原因は過労や風邪が多く、「口蓋扁桃」が赤く腫れる。感染する病原体によっては炎症が激しくなる。

症状が進むといっそう赤くなり（真っ赤の状態）、だんだんと腫れも強くなっていく。さらに進むと、扁桃のくぼみに膿がたまって白いツブツブができる。この場合はつばを飲んでも痛くなる。悪化すると膿が扁桃を覆い、白い苔《こけ》が生えたように見える。のどの痛みのほかに、耳の痛み、悪寒を伴う高熱や全身の倦怠感、頭痛、関節痛、食欲不振などが起こるのが特徴。

慢性扁桃炎および慢性咽頭炎

急性の扁桃炎や咽頭炎が治りきらずに慢性化した状態。痛みは急性ほどではないが、微熱や頭痛、全身の倦怠感があることが多い。疲労やストレス、風邪の初期でも急激に悪化した場合は急性の痛みや症状が出やすくなる。

扁桃周囲炎および扁桃周囲膿瘍《のうよう》

急性扁桃炎や慢性扁桃炎が悪化して、扁桃の周囲に膿がたまる重症の状態。全身症状が強くなり、しゃべることも飲食も困難となる。膿瘍では切開を要することも多い。

A40　発熱がない場合は過去の経験で判断し、生活や仕事に差し支えるほど炎症がつらい場合は市販薬に頼らずに受診を。

Q41 「腸管免疫」のカギとなるリンパ組織とは何?

免疫細胞が働く場所について、リンパ系とのどと腸管だと述べました。ここ10年ほどで耳にするようになった腸の免疫機能である「腸管免疫」や、新型コロナウイルスの流行以降に報道などで注目されている「粘膜免疫」の働きについて考えてみましょう。

ヒトの口からのど、食道、胃、小腸、大腸、肛門までの「消化管は、実は体の外側にある」という考え方があります。食べ物は口から入ってこのルートを通って体外へ排出されるため、消化管の粘膜は常に外界にさらされているのです。それゆえに、ヒトの体は「ちくわ」の形状だとも言われます。

我々は常に呼吸をして、毎日数回の食事をしているので、空気や食べ物とともに、ウイルスや細菌が呼吸器や消化管には無数に侵入してきます。それらに対抗する免疫システムが、第二章で詳説した自然免疫の働きです。粘膜にはウイルスや細菌を撃退する物理的なバリアが備わっているために、「粘膜免疫」と呼ばれています。

ウイルスや細菌は、口、のど、食道、胃などの免疫を突破すると、小腸に進んでいきます。小腸は飲食物の消化吸収の場所だと考えられてきましたが、近年、免疫のシステムが働いていることがわかってきました。まず、自然免疫の働きで粘膜から流れ出る腸液がウイルスや細菌に対抗し、それも突破したウイルスや細菌は、次に、獲得免疫によって撃退されます。こうした腸に備わる免疫の働きを「腸管免疫」と呼び、研究が進んでいます。

胃から続く小腸の粘膜には、Q39で紹介した「のどの扁桃」と同じように、リンパ球の集合体のような組織がたくさん存在します。中でも、小腸の粘膜には、「**パイエル板**」と呼ばれるリンパ組織がパッチワークのように点在しています。図23（164ページ）をご覧ください。腸管免疫のカギはこのパイエル板にあり、中心的役割を果たします。

「パイエル」とは発見者のスイス人医師の名前で、「板」はリンパ組織が滑らかな板のような形状をしているために名付けられました。

小腸の粘膜にはひだが無数にあり、その表面はさらに「絨毛《じゅうもう》」と呼ばれる微小な突起で覆われています。これらで小腸の内壁の表面積を広げ、栄養分の吸収にあたっているのです。

図23　小腸のパイエル板とその働き

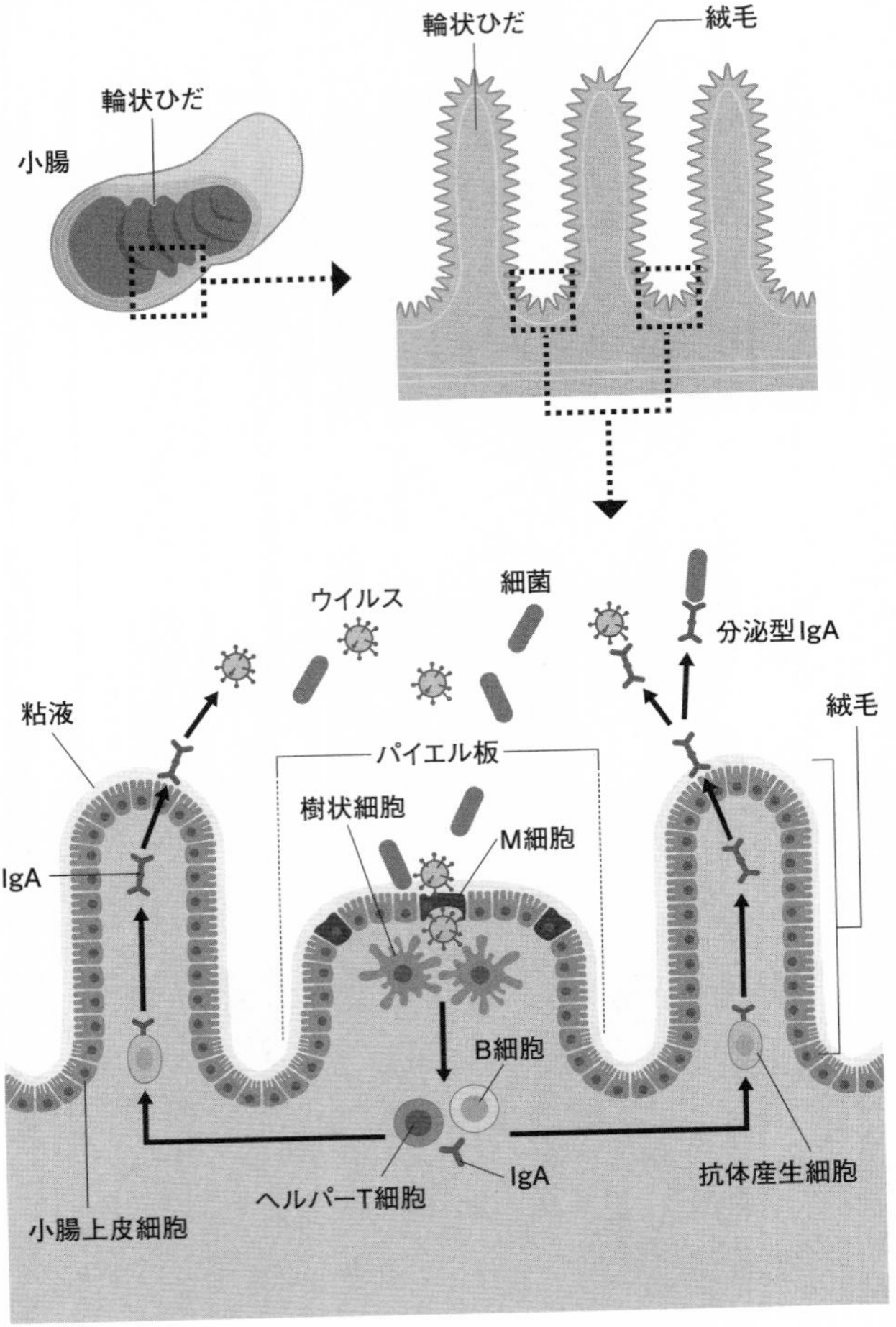

ただし、パイエル板の部分だけは絨毛がなくて粘膜で薄く覆われ、平坦になっています。そのパイエル板をはじめとする小腸のリンパ組織は人体最大のものであり、腸管には免疫細胞の半分以上が集まっている、いや7割にのぼるなどの報告もあります。

腸管では、獲得免疫はどのように働くのでしょうか。

腸管免疫のもうひとつのカギは、「**M細胞**」です。M細胞はパイエル板の最上部に存在し、腸での免疫応答をスタートさせます。どう働くか、その流れはこうです。

- M細胞が腸管に漂うウイルスや細菌を発見すると即座に捕らえ、パイエル板の内側に引きずり込む。

←

- リンパ組織であるパイエル板の内側には、T細胞やB細胞、樹状細胞、顆粒球、マクロファージなどの免疫細胞が集結している。M細胞は捕らえたウイルスや細菌を樹状細胞に渡す。

●樹状細胞やマクロファージなどの食細胞がウイルスなどを食べる。

↓

●樹状細胞は食べたウイルスの断片（抗原）をT細胞に「これ、まかせたよ」と提示する。

↓

●活性化したT細胞がB細胞を活性化。

↓

●活性化したB細胞が抗体の「IgA（免疫グロブリンA）」（Q31）を産生。その抗体を腸内に放出してウイルスなどを撃退する。免疫ができた。

↓

●闘いを終えたT細胞やB細胞の多くは死ぬが、一部が生き残ってウイルスや細菌の特徴を記憶して、次に襲来する同じウイルスや細菌に備える。

↓

●腸管で兵士として立派に成熟した免疫細胞は、血液に乗って全身を巡り、腸管以外の場所でも免疫反応を起こして働く。

もうおわかりでしょう。腸にはM細胞という特別な細胞と、パイエル板という特別なリンパ組織が存在し、腸に侵入してきた病原体には、自然免疫を経て獲得免疫チームの免疫細胞がネットワークを組んで立ち向かうというストーリーです。こうして、腸でも「同じ感染症には二度はかからない、かかっても軽症ですむ」という獲得免疫のシステムが働いています。

そして、腸管免疫の最新研究で明らかになってきたことは、右の免疫応答の順序で記した最後の活動の部分です。腸管で育った免疫細胞は輸出リンパ管からパイエル板を出て、リンパ節から静脈を巡り、腸管以外の全身の部位でも闘う兵士になるというのです。それは、腸管免疫の力は全身の免疫力に影響するということにほかなりません。

最近、腸の状態が体や脳の健康のありようを左右するという話題をよく耳にするでしょう。それはこうした研究から示されています。

また、第二章のQ16で触れた腸内細菌は、腸管の免疫細胞の活性化に関わることもわかってきました。それについては第七章でお話ししましょう。

A41　腸管免疫のカギは「パイエル板」というリンパ組織と、ウイルスを捕らえて内側に引きずり込む「M細胞」。

第六章　免疫と病気

――アレルギーと自己免疫疾患

これまで見てきたように、自然免疫（第1と第2システム）と獲得免疫の三段構えの反応は、ヒトの体を健康な状態に保つために不可欠な生体防御のしくみです。その始まりは、我々の体内をパトロールする免疫細胞が病原体や異物を巧みに感知することでした。

しかしながら、ときに免疫細胞も誤作動を起こします。ヒトにとっては病原体とはいえないであろう「花粉や食物」、また、「自分自身の内臓や筋肉などの組織の細胞」にも免疫反応が過敏に起こったり、免疫が正常に働かなくなったりして病気の原因になることがあります。この章では、なぜそういうことになるのか、免疫の反応と病気について、患者さんから質問が多い身近なケースについて答えます。

Q42 「アレルギー」は免疫の病気？　花粉症では何が起こっている？

まず、免疫の過敏な反応で起こる病気が「アレルギー」です。くしゃみ、鼻水、鼻づまり、目のかゆみ、じんましん、ぜんそくなどのつらい症状が現れます。経験された方は多いでしょう。

アレルギーに関する研究が進んで分類も複雑化していますが、臨床の現場では昔からある4つの分類が患者さんにとって理解しやすいためによく使われています。ここでは4つの分類のうち、患者さんの数が最も多く身近と考えられる、**花粉症**、食物アレルギー、じんましんが含まれる「I型（即時型）アレルギー」について説明します。

アレルギーを引き起こす物質（抗原）を「**アレルゲン**」といいます。花粉や食べ物、ダニ、犬や猫など動物のフケや唾液、薬剤、金属などがよく知られていて、それぞれを原因とする花粉症、食物アレルギー、ダニアレルギー、動物アレルギー、薬剤アレルギー、金属アレルギー、また皮膚のバリア機能の低下で発症するアトピー性皮膚炎などのアレルギー性疾患があります。

花粉症の場合、日本ではスギをアレルゲンとすることが最も多く、そのうちの70〜80％の人がヒノキに対してもアレルギー反応を起こします。ほかに、カモガヤ、ブタクサ、ヨモギ、マツ、シラカバなどの花粉でも発症する場合があります。

花粉症は花粉が飛ぶ季節にだけ症状が顕著になるため、鼻に症状が現れた場合には**季節性アレルギー性鼻炎**、目に現れた場合には**季節性アレルギー性結膜炎**と呼びます。

花粉はヒトにとって自然環境のひとつであって、病原体でもないのに免疫細胞がこれに過剰に反応することで花粉症を発症します。アレルギーが引き起こされる過程を、ここではわかりやすく、スギ花粉によるアレルギー性鼻炎を例に見ていきましょう。

- 鼻から、アレルゲンであるスギ花粉が侵入し鼻粘膜にくっついて弾ける。

←

- 樹状細胞がスギ花粉の中身を危険な物質と認識して貪食し、その断片をT細胞に提示する。

←

- T細胞が活性化し、そのT細胞がB細胞を活性化させる。

←

- 活性化したB細胞は抗体産生細胞となり、スギ花粉に対する特異的な「IgE（免疫グロブリンE）抗体」（Q31）が産生される。

※IgEはアレルギーのしくみにおいて重要な抗体で、アレルギー性鼻炎、結

膜炎、気管支ぜんそく、アトピー性皮膚炎、寄生虫感染症、肝炎などに関わる。日本人の医学者・石坂公成《いしざかきみしげ》氏が発見したことで知られる。

←

●スギ花粉に対する特異的なＩｇＥ抗体が気道粘膜に分布する「肥満細胞」の受容体にくっつく（結合）。これを「感作《かんさ》」といい、スギ花粉症のアレルギー症状を引き起こす準備が整った状態となる。

※肥満細胞はマスト細胞ともいう。免疫細胞のひとつ。太っているという意味ではなく、内部にヒスタミン、ロイコトリエン（１２９ページ）などの化学伝達物質を含んだ顆粒をたくさん蓄えているためこの名で呼ばれる。通常、主に粘膜や皮下組織に存在する。アレルギー性鼻炎では鼻粘膜にいるものが関わっている。

←

●そこにアレルゲンであるスギ花粉が再度入ってくると、肥満細胞の表面にいるＩｇＥ抗体にくっつき出す。すると肥満細胞が活性化して顆粒内のヒスタミンやロイコトリエンなどの化学伝達物質を放出する（脱顆粒という）。
↓
・ヒスタミンやロイコトリエンなどは神経を刺激してくしゃみを誘発する。そして鼻水の分泌量を増加させ、また血管を拡張させることにより鼻粘膜のうっ血・浮腫（鼻づまり）を引き起こす。

感作が成立してからアレルギーの症状が現れるまでは5〜30分と非常にスピーディです。即時型アレルギーと呼ばれるゆえんです。ＩｇＥは通常、血液中にほとんど存在しませんが、花粉症などのアレルギー性鼻炎の場合はＩｇＥ抗体がたくさん産生されます。そこに花粉などのアレルゲンが再び入ることで抗原抗体反応が起きるわけで、体液性免疫のシステムがアレルギーを引き起こしています。

そば、卵、小麦など特定の食物を食べると、じんましんやぜんそく、呼吸困難などの症状が現れる食物アレルギーの場合も、同じ反応でアレルギー症状が現れます。

図24　花粉症が起こるしくみ

粘膜の免疫細胞が花粉を
異物だと感知し、IgE抗体を産生する

体内に入る

表面に固着する
花粉が再び体内に侵入すると

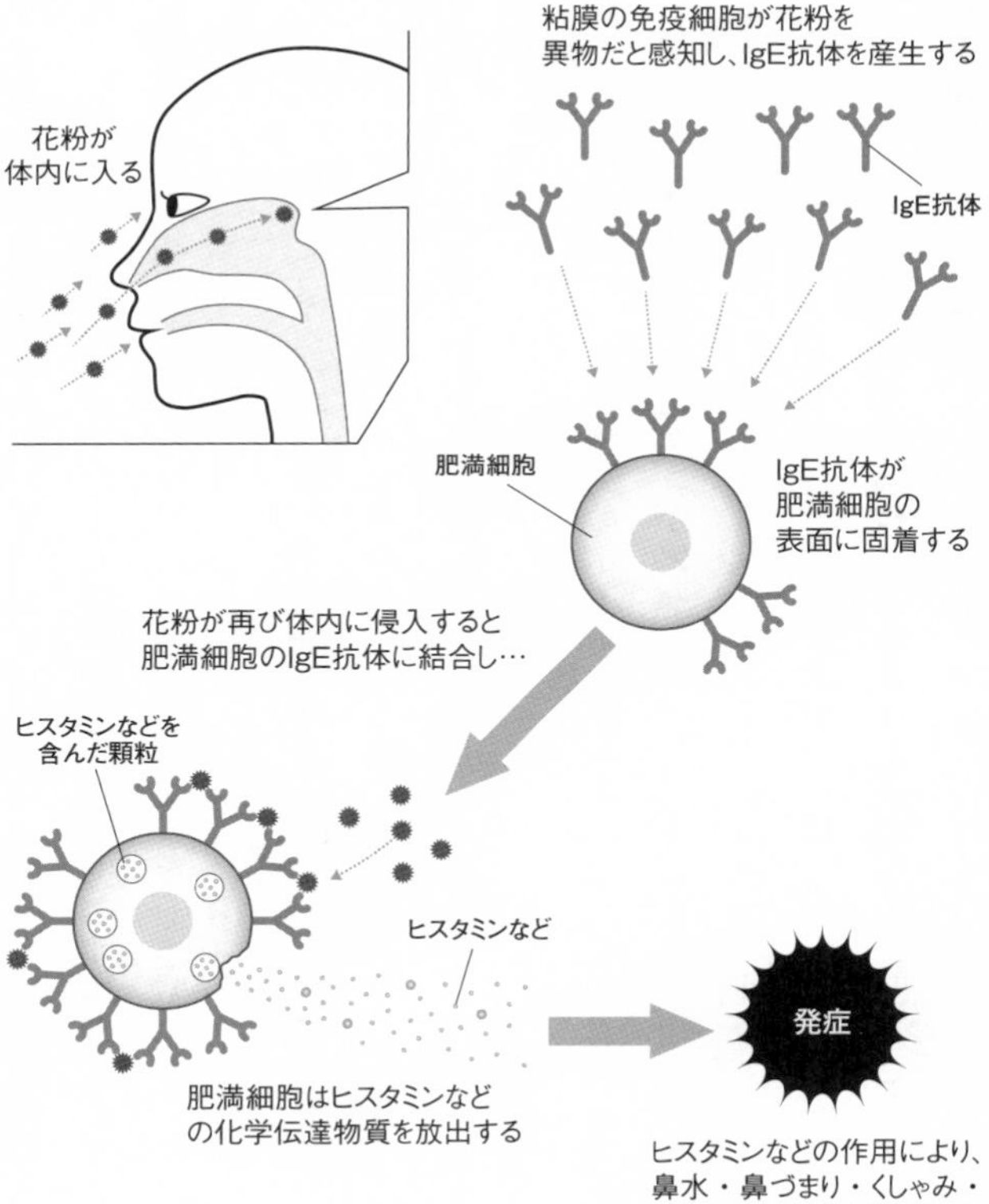
ヒスタミンなどの作用により、
目のかゆみなどを引き起こす

アレルギーは鼻炎や目のかゆみなどの症状だけではなく、血圧低下や呼吸困難など生命に関わる重篤な症状の「アナフィラキシーショック」を引き起こす場合もあります。自分や家族がアレルギーの症状がある場合は、医療機関でアレルゲンを特定し、治療と生活上の注意が必須です。

また花粉症の患者さんで、リンゴや桃を食べると唇や口の中、のどにかゆみやしびれ、腫れを生じるケースがあります。これは花粉症を引き起こすアレルゲンに似た成分がリンゴや桃にも含まれているために起こる交差反応（Q5）で「口腔アレルギー症候群（OAS）」と呼んでいます。

ほかによくあるケースでは、開封済みのホットケーキミックス粉やお好み焼き粉を長期間常温保存していると、知らぬ間にダニが繁殖していて、この食材を用いたホットケーキやお好み焼きを食べるとダニアレルギーを起こすことがあります。また、ラテックスアレルギー（天然ゴムに触れることで起こる即時型アレルギーの一種）の患者さんの30～50％はバナナ、キウイ、アボカドなどに対して口腔アレルギー症候群を起こし、これを「ラテックスーフルーツ症候群」といいます。

A42　アレルギー性鼻炎やアナフィラキシーショックなどの即時型アレルギーでは、体液性免疫でIgE抗体が産生され、過剰な反応が起きている。

Q43　免疫が働かない「免疫不全」とは？

何らかの理由で免疫が正常に働かない状態を「免疫不全」といいます。遺伝子によって生まれつき免疫機能に障害がある原発性免疫不全症候群と、過去に罹患した感染症や自己免疫疾患（Q44）、がん、加齢、ストレスなどで二次的に免疫機能が障害される続発性免疫不全症候群があります。

Q16で常在菌について述べました。ヒトは健康な状態では常在菌と共存していますが、免疫不全で生体防御の機能が低下すると、悪玉菌が激しく増殖する、また普段は体調に影響しない日和見菌が悪玉菌になって感染症を引き起こすこともあります。これが日和見感染です。

例えば真菌（24ページ）の一種のカンジダは口の中や消化管などに常に生息していますが、免疫力が低下していると増殖して粘膜や皮膚、内臓に侵入し、機能を低下させる「カンジダ症」を発症することがあります。ほかに、帯状疱しんや単純ヘルペス感染症、MRSA（メチシリン耐性黄色ブドウ球菌）感染症、ニューモシスチス肺炎などがあります。

また、ヒト免疫不全ウイルス（HIV）は、樹状細胞やマクロファージ、T細胞にも感染して破壊し、獲得免疫を機能させなくして**後天性免疫不全症候群**（AIDS《エイズ》）を引き起こします。日和見感染でほかの感染症を発病することもあります。

A43 「免疫不全」は免疫が正常に作用しない病気で、日和見感染も引き起こす。

Q44 自分の細胞を攻撃するという「自己免疫疾患」とはどんな病気？

免疫細胞は、自己と非自己を見分けると言いました（99ページ）。ヒトの体は常に外部から病原体や異物などの侵入を受けますが、免疫反応は非自己であるウイルスや細菌に対して起こり、自己に対しては抑制されています。これを「**免疫寛容**」といいます。通常、免疫寛容の作用で、自己の正常な細胞や組織を免疫細胞が攻撃することはありません。

ところが、どうしてか自己の組織の成分に対して抗体（自己抗体）ができて、キラーT細胞などが内臓や関節、骨などを攻撃してしまうことがあります。これを「**自己免疫疾患**」といいます。

例えば、次のような病気が知られています。

- インスリンの分泌細胞が標的となる**1型糖尿病**
- 関節にある細胞が標的となって炎症が起こったり変形したりする**関節リウマチ**
- 免疫システムの障害で大腸の粘膜に炎症が起こる**潰瘍性大腸炎**と**クローン病**
- 涙や唾液をつくり出す組織に炎症が起こってドライアイやドライマウスなどになる**シェーグレン症候群**

- 神経と筋肉の接合部で筋肉側の受容体が自己抗体によって破壊されて全身の筋力が低下する**重症筋無力症**
- 甲状腺に関連する自己抗体により甲状腺の腫大や機能異常が起こる**橋本病**や**バセドウ病**
- さまざまな自己抗体が産生され、自己抗原と結合してつくられた免疫複合体がいろいろな臓器を障害する**全身性エリテマトーデス**

どの病気も、根本となる原因はまだ解明されていませんが、体内に侵入した異物が、自分の細胞や組織の成分に似ていることが原因で起こる場合が多いのです。以前侵入した異物を撃退した免疫記憶細胞が、自分の細胞や成分を「前に撃退した異物がまたやってきた」と間違って認識し、免疫細胞が即座に攻撃を開始してしまうことで起こります。

Q42で説明したアレルギー性疾患と、この自己免疫疾患の原因を混同している患者さんは少なくありません。アレルギー性疾患は、免疫細胞が「非自己だが無害のアレルゲン」を、「害がある」と勘違いして攻撃することで起こります。

一方、自己免疫疾患は「自己の細胞」なのに「敵だ」と間違って攻撃して発症します。

その点は整理しておきましょう。
新型コロナウイルス感染症でも、はじめは風邪と同じようにウイルスによる感染症であっても、一部重症化していく中で免疫異常による過剰な炎症反応（サイトカインストーム）を起こすことがわかってきています。

A44 「自己免疫疾患」は獲得免疫のエラーで起こる病気で、さまざまな種類がある。

Q45 ノーベル賞級の発見……「制御性T細胞」とは？

自己免疫疾患は、免疫細胞が自分の組織の細胞を外敵と間違えて攻撃してしまう病気だと言いました。獲得免疫の主役のT細胞は、胸腺で成熟するときに「自分自身を敵とみなす細胞（自己反応性T細胞）」もつくってしまいます。本来は胸腺でそういう細胞は選別されて胸腺から外へは出ないのですが、どうしても出ていくものもいます。

その細胞を抑え込む新たなT細胞の一種「制御性T細胞（Tレグ）」の存在が近年明らかになり、ノーベル賞級の発見として注目されています。発見したのは大阪大学免疫学フロンティア研究センターの坂口志文《しもん》栄誉教授です。坂口教授はこの発見で、2015年にノーベル賞の登竜門と言われるガードナー国際賞を、2020年にはドイツの医学研究で最も栄誉あるロベルト・コッホ賞など、国内外で数々の賞を受賞されています。免疫関連の病気における制御性T細胞の役割を証明したことは、それほどの偉業ということです。

以前は自分自身を敵とみなす免疫細胞は、新生児期にすべて死滅すると推定されていました。しかし坂口教授らの研究により、そういう細胞も一部は生き残り、その働きを抑制する制御性T細胞が存在すること、その制御性T細胞が自己免疫疾患の発症を抑制していることが明らかになりました。

どういう反応をするかというと、制御性T細胞は、間違って自分自身の細胞（抗原）を捕まえた樹状細胞に、いの一番にぴたっとくっつきます。本来なら樹状細胞に抗原提示されたT細胞がここで活性化して獲得免疫ストーリーが始まるのですが、制御性T細胞に先をこされたので、T細胞は活性化しなくなります。つまり、「制御性T細胞はT細胞の活性化を邪魔している」のです。

これだけではなく、制御性T細胞は、獲得免疫ストーリーを終了させる働きもあります。いつまでも獲得免疫の反応が続くと、ヒトの体に負担がかかる場合があるため、「このあたりで終わりにしていいよ」とT細胞に指示をするわけです。

さらに、免疫の働きを抑制する抗炎症性の**サイトカイン**（免疫や造血、炎症に関わる細胞が、細胞どうしの情報伝達のために出す物質の総称。タンパク質でできている。**インターフェロン**、**インターロイキン**、**ケモカイン**などがある）を産生していることや、食物のアレルゲンに対する過剰な反応を抑制することもわかってきました。

我々の体では、この免疫細胞のブレーキ役の働きにより、自己免疫疾患やアレルギーが抑えられているのです。現在、制御性T細胞の役割の解明を通して、各種の自己免疫疾患やアレルギー性疾患の治療法の研究開発が進められています。

A45　免疫が過剰に働くのを抑える「制御性T細胞」が発見され、自己免疫疾患やアレルギーの発症を抑える可能性が見えた。

第七章　免疫力を高める方法

免疫のしくみを知るにつれて、免疫とは外敵への抵抗力であり、「病気の予防」と「罹患したときの回復」、そして「日ごろの健康状態」は自分自身の免疫の力にかかっているのだということがわかります。新型コロナウイルスの流行以来、「自分や家族の免疫の力を向上させる術《すべ》はありますか」と、患者さんや友人たちから、十人十色の切実な声色で幾度も質問を受けました。

個人の免疫のありようは、環境や生活習慣、病気の経験、加齢などによって大きな差があります。また、ひとりの人でも免疫の状態は刻一刻と変化しています。本章では、少しでも免疫の状態を改善するにはどうすれば良いのかを考えます。

Q46 免疫力を高める方法の筆頭は？

ウイルスや細菌、真菌などの病原体から体を守るために最重要なのが、自分の免疫の状態です。その力を高める最大の方法は何なのでしょうか。結論から言ってわたしは、「**ワクチンの接種**」と「**ストレスを避ける生活習慣**＝睡眠、食事、運動の充実」の2本柱と考えています。この2本の柱は密接に影響し合っています。さらに自分で日常的に実践できる方法として、のどと鼻、皮膚のケアが挙げられます。順に説明しますが、ここではワクチンの接種について考えましょう。

まず、ワクチンとは何なのでしょうか。獲得免疫とは、「二度は同じ感染症にかからない、あるいはかかっても軽くすむしくみ」のことでした。ワクチンはそのしくみを利用して、感染症を予防するために人工的に製造された物質で、あらかじめ死滅させた、あるいは弱毒化したウイルスや細菌を用いてつくられます。ワクチンを注射で体に接種することを特定の感染症の「予防接種」といいます。

日本では決められた年齢などのスケジュールで全員接種を受ける**定期接種**と、希望者が受ける**任意接種**があります。接種の費用は前者は原則として公費で、後者は自費負担か一部助成金が出ることもあります。

現在、日本で接種されているワクチンの種類は主に、培養した病原体にホルマリン処理や紫外線照射、加熱処理などをして病原性を失わせて製剤化した「不活化ワクチン」と、生きた病原体の毒性を弱めて無害化した「生ワクチン」、病原体の毒素を取り出して毒性を排除した「トキソイド」があります。トキソイドは不活化ワクチンに分類されることもあります。

　不活化ワクチンには、インフルエンザ、DPT―IPV四種混合（D：ジフテリア・P：百日せき・T：破傷風・IPV：不活化ポリオ）、DT二種混合（D：ジフテリア・T：破傷風）、日本脳炎、A型肝炎、B型肝炎、肺炎球菌、不活化ポリオなどがあります。

　インフルエンザを例にとると、まだインフルエンザウイルスに感染していない流行シーズン前の段階で不活化ワクチンを注射して体内に入れ、あらかじめ免疫（抗体）を獲得しておくわけです。体液性免疫を誘導して抗体がつくられると考えられています。Q33で述べたとおり、インフルエンザの場合は遺伝子変異が頻繁であり、有効期間も約5カ月であるため、終生免疫とはいかず、毎年接種する必要があります。

　生ワクチンには、水ぼうそう、おたふくかぜ、麻しん・風しん混合（MR）、ロタウイルスなどがあります。

　ただし新型コロナウイルスのワクチンの場合は緊急性が高いこともあり、新たな手法での開発が進んでいます。その手法とは、ウイルスの遺伝子情報を用いて免疫を誘導するタイプのものです。

現在、国内外で300社以上が開発にあたっていると言われ、その種類はイギリスやアメリカで初めて供給を開始した米・ファイザーと独・ビオンテックのほか、米・モデルナ（日本での流通は武田薬品工業）や日・第一三共と東京大学医科学研究所などが開発する「mRNA（メッセンジャーRNA）ワクチン」、国産ワクチンで最初に治験を開始したアンジェスと大阪大学（受託製造はタカラバイオほか）などによる「DNAワクチン」、英・アストラゼネカや米・ジョンソン&ジョンソン、日・IDファーマと国立感染症研究所などによる「ウイルスベクターワクチン」などがあります。

また、これまでに実用化されている手法で、中国やインドの企業、さらに日・KMバイオロジクスと東京大学医科学研究所、国立感染症研究所、医薬基盤研究所（国立研究開発法人医薬基盤・健康・栄養研究所）など国内企業も開発を進める「不活化ワクチン」、米・ノババックスや、2021年末までに3000万人分の生産体制の構築が進む塩野義製薬と国立感染症研究所とUMNファーマなどによる「組換えタンパクワクチン」もあります。不活化ワクチンはインフルエンザワクチンと同じ種類であり、この場合は冷所保存のため扱いやすく一般のクリニックでも容易に接種を受けることができると思われます。

周知のとおり、日本では、２０２１年4月時点でファイザー、モデルナ、アストラゼネカとは輸入の契約を結んでいますが、今後、国産ワクチンの仕上がりと感染の広がり方次第で状況は大きく変化していくと思われます。

世界で最初にイギリスで承認された新型コロナウイルスのｍＲＮＡワクチンは、ウイルスの一部の遺伝子情報を封じ込めた脂質ナノ粒子を注射して抗体を獲得させるものです。この粒子が不安定で振動に弱く、とてもデリケートで壊れやすいため、運搬・保存には超低温（マイナス75±15度）の冷凍状態を保つ必要があります。

そしてこのｍＲＮＡワクチンがヒトで実用化されたのは、新型コロナウイルスのワクチンが初めてです。今度のパンデミックではワクチン開発のスピードが求められたため、ウイルスを培養したり不活化させたり弱毒化させたり、といった手間がかからずに短期間で開発可能なｍＲＮＡワクチンがつくられているのでしょう。

そのほか、先述の各種のタイプのワクチンが開発中で今後続々と承認申請される見込みです。ｍＲＮＡワクチンと同じウイルスの遺伝子情報の一部を接種して体内でウイルスの一部をつくらせる「遺伝子ワクチン」のDNAワクチン、また、ヒトに対して害のないウイルスベクター（運び屋）に新型コロナウイルスの抗原タンパク質の遺伝子情報を組み込んだウイルスベクターワクチン、そしてインフルエンザワクチンのようにウイルスを培養、処理して病原性をなくした不活化ワクチン、ウイルスのタンパク質（抗原）を遺伝子組換え技術で作成する組換えタンパクワクチンなど、はたしてどのワクチンが最も有効で安全性が高いのか、その長期間にわたる成績も含め、現時点ではまだ何の評価もできません。

新たなワクチン開発にあたっては、接種後に真に有効な抗体が副反応（副作用）なく十分につくられ、しかもそれが長期間持続することを目標に、慎重に慎重を重ねて何段階もの治験を重ねていきます。というのは、ワクチンによっては抗原抗体反応を起こさせて抗体をつくらせたのに、できた抗体が有効でなかったり、ウイルスに抗体がくっついたことで逆に感染性を高めてしまったりする（感染増強、ADEという）ことも起こり得るからです。

ワクチンを接種すると、次に各病原体が体内に侵入してきてもすぐさまそれを排除し、感染を予防する、あるいは感染しても症状が軽くすむようになります。ワクチンの接種は、「二度なし」のしくみを人間が利用して実用化した方法で、感染症の最大の予防法です。

あらかじめ抗体を持っていて免疫力が高まっていると、感染症にはかからないのですから、ワクチンの接種が免疫力を高める方法の筆頭といえます。

ただ、どのワクチンにも、非常に低い確率ながら、副反応をもたらす可能性はあります。毎年、接種するインフルエンザワクチンで注射した二の腕が真っ赤に腫れあがって2〜3日たたないと腫れがひかない人、また微熱が出て倦怠感が強く生活に支障をきたす人は一定数おられます。今回の新型コロナワクチンでもまれなケースではありますが、入院治療を必要とするアレルギー反応を示した例が報告されています。

接種の前にはワクチンの有効性とリスクを確認し、医療関係者からよく説明も受けて、納得したうえで接種する必要があるでしょう。とくにアレルギー体質の人は接種後15〜30分程度はその場にとどまり副反応がないことを確認してからゆっくりと帰宅する、といった慎重な姿勢が必要になるでしょう。

ワクチンを接種するということは、当人にとっては、特定の感染症にかかって苦しんだり命を脅かされたりしないためという目的や役割があり、同時に、次のQ47で述べる社会的な意義があります。

A46　免疫のしくみを活用した「ワクチンを接種する」こと。

Q47　多くの人がワクチン接種を受けると「集団免疫」を獲得できる？

新型コロナウイルスの流行を経験した世界ではいま、ワクチンの意義について、自分のためだけに接種するのでなく、人のため、社会のために接種するという認識が広まってきました。自分が感染源にならないようにする、基礎疾患がある人や妊娠中の人、ある種の抗がん剤治療中の人などでワクチンを受けられない人を感染から守る、また家族や職場から地域と社会への流行拡大を避けるためにもワクチン接種は必要な手段だという考え方です。

特定の集団の多くの人が免疫を獲得して、その集団が全体として感染症を防御するにいたることを「**集団免疫**」といいます。集団免疫により、病気など医学的理由で免疫を獲得できない人、ワクチンを接種できない人の保護が可能になります。

集団免疫は新型コロナウイルスにかぎらず、感染症拡大防止にとって重要な事象となり、その手段は感染症に罹患して抗体を得ることと、ワクチンの接種です。「天然痘」は、世界規模でのワクチン接種で集団免疫を獲得し、人類が根絶した感染症です。新型コロナウイルスでも安全で有効性が確立したワクチンの接種が世界中で実施されれば、集団免疫が獲得できる可能性があります。

「ワクチン接種は社会のために」という考え方は、2018年夏の風しんの流行時にも医療界やメディアで盛んに啓発がなされました。免疫を持たない妊婦が妊娠初期に風しんに感染すると、「先天性風しん症候群」の子どもが生まれる可能性が高まることがわかっているからです。

風しんは風邪やインフルエンザ、新型コロナウイルスと同様に、感染経路は飛沫と接触です。風しんに罹患している人が、職場や公共の場所など市中でせきやくしゃみをすると、ウイルスが周囲に飛び散り、見知らぬ妊婦に感染させることもあるわけです。

とくに、過去に風しんのワクチンを接種する制度が変更になった影響で、2021年現在で30~50代の男性は抗体を持つ割合が低いことがわかっており、厚生労働省は動画やポスターなどを作成して「昭和37年度~昭和53年度（1962年度~1978年度）生まれの男性の皆様へ　あなたと、これから生まれてくる世代の子どもを守るために風しんの抗体検査と予防接種を受けましょう！」と啓発を続けています。

また、昭和37年4月2日~昭和54年4月1日生まれの男性には、住民票がある自治体から、原則無料で風しんの抗体検査と予防接種を受けることができるクーポン券が配布されています。受け取った方はぜひ近くの医療機関を受診してください。

A47　ワクチン接種は「集団免疫」の実現につながる。

Q48 ワクチンがない感染症もある？

子どもや学生にワクチンの話をすると、「新型コロナウイルス以外のすべての感染症にはすでにワクチンが存在する」と勘違いしている人もいます。いまもワクチンが存在しない感染症は多いことを知っておいてほしいものです。

天然痘のように、ワクチンのおかげで根絶された感染症がある一方で、実はワクチンがない感染症のほうがとても多いのです。なんといっても風邪（上気道感染症）にはワクチンがありません。また身近な例では、胃腸炎を起こすノロウイルス、プール熱（咽頭結膜熱）、流行り目（流行性角結膜炎）などにもワクチンはありません。

ワクチンを製造するには、まずはその病原体を大量に増産する必要があります。次にその病原体の毒性を弱める、無毒化する、感染能力を失わせるなどの工程があり、そこに多種多様の成分を加え、人体に安全に注射ができる製剤にしていきます。さらに仕上がったワクチンが、本当にヒトの感染症を予防する働きがあるかどうか、安全なのかどうかを確認する治験を重ねていきます。製薬会社にとっては巨額の投資が必要です。

それぞれの感染症のワクチンがない理由はさまざまです。例えば、風邪のワクチンが存在しないのは、その原因となるウイルスの種類があまりにも多く、一種類を製造して接種したところで意味がないためです。また、ノロウイルスは人工的に増やすのが難しく、ワクチン製造にいたっていません。実のところ、生産にかかるコストとその後の利益を考えると製造するメーカーがないなどの事情もあります。

ただしいま、新型コロナウイルス以外でも、製造上の難題を克服して病原体を人工培養する技術も開発されつつあり、近い将来には完成するワクチンがあると予測されています。

いずれにしろ、ワクチンがない感染症を予防するには、現実的には、新型コロナウイルスの予防法と同じように、丁寧な手洗い、せきエチケット、マスクの着用、うがい、除菌、消毒、「3密」を避けるなど、病原体に接触しない、近づかないための対策と、本書で述べているように免疫の力を高めることしかありません。

A48　ワクチンがない感染症はたくさんある。感染予防の習慣化が必須。

Q49　口呼吸と鼻呼吸、どっちが免疫力に影響する？

これまで、鼻では自然免疫の物理的・化学的バリアがウイルスや細菌の侵入を防いでいること、また、のどにはリンパ組織が集まるワルダイエル扁桃輪（ワルダイエル咽頭輪。Q39）があって自然免疫、獲得免疫ともに反応すると述べました。

鼻とのどは、ヒトが外気を取り入れる呼吸器の出発点であり、近ごろ、「鼻呼吸」と「口呼吸」についてよく話題になります。

どちらがウイルスの飛沫感染のリスクが高いかというと、口呼吸のほうです。子どもの口呼吸予防は小児科や歯科で啓発されているので口呼吸のリスクを知っている親御さんは多いのですが、親御さんのほうが「口呼吸をしていると思います……」と相談されることはよくあります。

哺乳類であるヒトは、基本的に息を鼻から吸って鼻から吐く鼻呼吸をする動物です。新生児のころは鼻で呼吸をしています。しかし言葉を話し、自分で食事をするようになると、急に口呼吸をする機会が増えていきます。哺乳類の中で口呼吸をする動物はヒトだけだと言われます。

そしてヒトは成長するにつれて、乾燥やアレルギー性疾患などによって鼻が詰まりやすくなります。鼻の通気が悪い、また運動などで息苦しさを感じると楽に酸素を取り込もうとして、口から息を吸って口から息を吐く口呼吸を多用するようになります。

感染症を防ぐには、自然免疫の作用の「粘膜による病原体や異物に対するバリア」を健全に保つことが重要です。鼻から息をした場合、鼻の奥の線毛（74ページ）が微細なゴミやほこり、ウイルスや細菌を取り除きます。また吸い込んだ空気を鼻腔で温めて湿度も与えたうえで、のどから肺に送り込みます。

口呼吸より鼻呼吸のほうが、吸った空気が肺に届くまでに粘膜との接触面積が広くて距離もあるので、粘膜が良い状態なら、よりクリーンで加温・加湿された空気を肺に送ることができるわけです。そうすると、上気道から気管、肺への感染のリスクを軽減できます。

鼻には空気清浄機、暖房、加湿器の作用を併せ持つ働きがあります。

しかし、口で呼吸をすると空気が直接のどから肺に送られるので、鼻のようにそうした作用を経ることができません。異物などを含んだ冷たく乾いた空気を直接体内に吸い込むことになります。

新型コロナウイルスやインフルエンザ、風邪など冬に活発化しやすいウイルスや細菌は、乾燥と低温の環境をとても好みます。冬なら0度以下の空気がのどにあたって体温を下げて乾燥をもたらし、扁桃の免疫細胞の守備力や攻撃力が低下します。すると、のどからウイルスや細菌が侵入して感染しやすくなるわけです。

A49　口呼吸は感染症のリスクが高まる。意識して鼻呼吸を。

Q50　鼻呼吸を意識的に実践する方法は?

では、日ごろから鼻呼吸をするためにはどうすれば良いのでしょうか。患者さんの中には、いつも口が渇いてつらい、唇や口の周りの肌が乾きやすい、食事中の咀嚼音《そしゃくおん》が強い、鼻炎で口が開きやすい、といった悩みを訴える人もいます。これらに思い当たる場合は、口呼吸をしていると考えてください。

また、スマホやパソコンの操作に熱中しているときや運動量が多いときなどは、無意識に口呼吸をしていることもあります。鼻炎などで鼻が詰まりやすい人も口呼吸になっているでしょう。その場合は早めに耳鼻咽喉科を受診して、鼻炎を改善しましょう。

鼻呼吸の実践には、次のような方法があります。デスクワーク中、スマホ操作中、テレビを観ているときなど、いつでも実践してください。

1　「鼻呼吸を！」と書いたフセンをデスクやテレビ周りなどに貼る

2　マスクをする

口を覆うので、物理的に鼻呼吸がしやすくなる。感染症の心配がない場所では、口のみにマスクをして鼻を出しておくと鼻呼吸が促される。睡眠中にも着用すると、自分の呼気でマスクの中が加湿、加温されて、鼻や口、のどの粘膜の乾燥を防ぐことができる。市販の「濡《ぬ》れマスク」の活用も有用。

3　口閉じテープを利用する

デスクワーク中や睡眠時に、市販の「口閉じテープ」を使う。2のマスクの着用と同じ効果がある。

4　横向きに寝る

横向きに寝ると、舌の付け根の筋肉の落ち込みがゆるくなるため、気道を狭めず、口呼吸やいびき、睡眠時無呼吸症候群の予防になる。胃や心臓の負担を考えて、右を下にして寝るほうが良いと思われる。また、左右の鼻のうち一方が詰まっている場合は、詰まっているほうを上にして寝ると改善される。ただし、胃食道逆流症（逆流性食道炎など）の場合は左を下にするほうが良いとされる。疾患がある場合はかかりつけ医に相談を。

5　片鼻呼吸エクササイズ

鼻呼吸に意識を向けるための簡単なエクササイズで、口を閉じ、おや指やひとさし指で一方の鼻を押さえて、もう一方の鼻で深く息を吸い、ゆっくりと吐く。反対の鼻も同様に。左右交互で5～10回を繰り返す。1日3～5セット、食事前や就寝前など忘れないタイミングで習慣化すると、日常的に鼻呼吸に意識が向きやすくなる。鼻が詰まっているときは通りが良くなることもある。

6　蒸しタオルなどで鼻を温める

レンジを活用してつくったホットタオルを鼻の上に置くと、蒸気で鼻が温まる。すると鼻づまりが改善されて鼻の通りが良くなる。鼻の線毛の運動も活発になり、ウイルスや細菌を外へ押し出しやすくなる。鼻が詰まるときや就寝前に行うと有用。

A50　マスク、口閉じテープ、エクササイズ、鼻づまりの改善によって鼻呼吸を実践し、感染症を予防する。

Q51　そのうがい、間違いかも。適切な方法は？

これまでにも、のどはウイルスや細菌にとって体内に侵入する扉であり、のどの扁桃はそれを防ぐリンパ組織の集まりであること、ウイルスがのどを通過して気管から肺にいたると肺炎を起こしかねないなど、のどの重要性について述べてきました。

感染症や花粉症の予防として、毎日のようにうがいをする人は多いでしょう。ただし、うがいのしかた次第では何の効用もなく、間違った方法のうがいを続けてのどを傷めて来院される方もいます。そこで、患者さんからの質問が多い、のどを守るためにNGなことや、効率的なうがい法について紹介しておきます。

うがいの適切な方法を考えるにあたり、まずはうがいの目的を明確にしましょう。新型コロナウイルス、インフルエンザ、風邪などの予防には、口の中とのどの殺菌、消毒です。近ごろ、うがいや歯磨きでインフルエンザが予防できるということがわかっています。

歯学博士で『すべての不調は口から始まる』（集英社新書）という著書がある江上一郎氏は、歯周病原菌がインフルエンザウイルスを口の中で増殖させることについて、同書内でこう説明されています。

「日ごろ、これら（鼻の奥やのど　※著者注記）の粘膜は唾液などの粘液に覆われてウイルスや細菌を防御しています。しかし、歯周病原菌が放出するタンパク質分解酵素の『プロテアーゼ』などがそれらの粘膜を溶かし、インフルエンザウイルスが侵入しやすくなるのです。すると、細胞壁がこじ開けられてウイルスが入り込み、仲間を増やします。そして別の酵素の『ノイラミニダーゼ』が周囲の細胞へと大量のウイルスを放出すると言われ、感染が気管へと拡大していきます」

そのため、「インフルエンザの予防には、毎日の口腔ケアで細菌の数を減らすこと、口腔を清潔に保つことが有効となり、重要」であるとし、うがいの際には、「まずは、口だけをすすぐようにしてください。その後、歯磨きとのどのうがいをしてほしいのです。」と述べられています。

もうひとつ、うがいの目的で見逃しがちなことに「保湿」があります。のどが潤っていてこそ、殺菌や消毒の作用が働きます。のどの潤いのためのポイントは、唾液の作用とのどの奥の状態です。

うがいの目的は、「唾液の作用を促すため」「のどの奥まで潤すこと」と考えてください。そこでまず、「してはいけないうがい法」を挙げ、その後に、「適切な方法」を紹介します。

〔うがいの方法NG集〕

×殺菌・消毒作用があるうがい薬でのうがいのしすぎ

大人の患者さんに多いケースで、ヨード系で殺菌・消毒作用があるうがい薬でうがいを繰り返して、かえってのどを傷める場合があります。殺菌効果が強すぎて常在細菌叢《さいきんそう》にまで影響し、潤いも奪われて、「のどの防御機能」が低下するわけです。

また、唾液には、口の中を殺菌・抗菌・洗浄する働きがありますが、ヨード系のうがい薬を使いすぎると、唾液のそれらの機能をも低下させます。さらに、のどや鼻の粘膜の線毛（74ページ）が、鼻水や唾液、くしゃみ、たんなどの粘液とともに病原体を体外へ押し出す役割をしていると伝えましたが、殺菌剤を含む液体でうがいをしすぎると、この粘液が流されて線毛が脱落する可能性があるのです。

ヨード系のうがい薬には「イソジンうがい薬」「ポビドンうがい薬」などがあり、病院で処方される薬でも市販の薬でも、濃い茶色をしています。主成分に「ポビドンヨード」が含まれるタイプです。のどと口の中の殺菌効果は高いものの、刺激が強い一面があることを知っておきましょう。

もうひとつ、医療機関で処方されるうがい薬に、「アズノールうがい液」があります。主成分は「アズレンスルホン酸ナトリウム」で青色をしています。こちらは抗炎症剤で、のどの痛みはじめなど炎症が起こっているときに用います。市販では「水溶性アズレンうがい薬」「浅田飴AZうがい薬」「パブロンうがい薬AZ」などがあります。ヨード系に比べて刺激が少なく、副作用はまれだとされています。のどに炎症があって自分でうがい薬を選ぶ場合はこちらが良いでしょう。普段は水やぬるま湯、また緑茶や紅茶でのうがいで十分です。

×いきなり、ガラガラとのどのうがいをする

口の中にはウイルスや細菌、食べかす、ほこり、ちりなどが混在しています。1回目のうがいからのどをガラガラとすすぐと、それらのウイルスや細菌、汚れがのどに付着してしまいます。まずは口の中だけを2、3回すすぎます。歯磨きをするとさらに有用です。その後に、のどのうがいをしてください。

×上向きだけのうがいをする

上を向いてガラガラとうがいをする人は多いと思いますが、その場合、のどの中央しか洗えていません。実は左右の頬粘膜や、歯ぐきと頬の間にウイルスや細菌が付着している可能性は高いのです。上向き→右上向き→左上向き と順に丁寧にうがいをしましょう。

×口に水を含むだけですぐ吐き出す

口の中の洗浄、潤いのためには、丁寧にすすがなければ効果がありません。

×口いっぱいに水を含む

うがいをした気分になるからといって、水を大量に口に含む人がいます。この場合は、上を向いたときに口を開けることができず、ガラガラと音を立てながらのどの奥のほうまでうがいをすることができません。口の中でぐちゅぐちゅと水を流すこともできないので、洗浄になりません。

×手洗い前の手で水をすくって口に含む

感染症予防の第一の方法は「丁寧な手洗い」です。十分に洗っていない手で水をすくってうがいをする人は案外、多いのです。この場合、手に付着したウイルスや細菌を口に入れることがあり、感染しかねません。

〈適切なうがい法〉

1　まずは、口の中を隅々まですすぐ。コップに注いだ水かぬるま湯を、口の中の3分の1から半分ほど含み、食べかすなど口の中の汚れを取り除くイメージで、強めに縦に5～10回、横に5～10回ほど「ブクブク」とすすいでからそっと吐き出す。頬と歯ぐきの間、上あごの天井、舌の周囲など口の中全体を洗うイメージで、2、3回行う。

2　コップに注いだ1と同量の水かぬるま湯、また炎症があるときなどは、うがい薬を薄めた水かぬるま湯（量は説明書のとおりにする）を口に含む。まずは上を向いてガラガラ、次にやや右上を向いてガラガラ、さらにやや左上を向いてガラガラと、各方向に5～10秒ほどうがいをして吐き出す。息が続かないときは、一度吐き出してから再度行う。

3　水かぬるま湯の場合は、2をもう一度繰り返す。うがい薬を使うときは説明書に従う。

4　コップを洗い、清潔に保つ。とくに口がついた部分は唾液が付着しているので注意。

5　白湯か水をひと口以上、飲む。

うがい後、口から吐き出す水は自分のウイルスや細菌が含まれる汚水。常に「そっと」吐き出し、うがい終了後は周囲を掃除する。

最後の白湯か水を飲むというのは、のどの奥まで潤す目的があります。うがいはのどの表面の清掃と保湿にはなりますが、咽頭の奥から気道までを潤すには、5〜10分ごとにちびちびと水を飲む、また、ガムやのどあめで唾液の分泌を促す、加湿器を活用する、屋内でもマスクをするなど工夫をしてください。

「口の中やのどが渇いた」と自覚したときはすでにかなり乾燥しています。コツは、そう自覚する前に潤す習慣をつけることです。

また、のどから気道、肺の周囲の保温のため、寒い時期は屋内でもマフラーやネックウォーマーを着用してください。胸の上のほうからのどもと、背中の上のほうや肺のあたりにカイロを貼って温めることも有用です。寒さが厳しいときや風邪のひきはじめには、肺をカイロでサンドイッチするように貼ってみてください。

A51　うがいの目的は殺菌と保湿。普段は水かぬるま湯でOK。殺菌・消毒効果があるうがい薬の過剰使用はNG。

Q52　鼻の機能を高めるための「適切な鼻のかみ方」とは？

のどに次いで、鼻の機能や適切なかみ方についてもよく尋ねられる項目です。頻繁に鼻をかまないとならない症状があるときはとくに、適切な方法でかまないと、感染症をまねいたり耳を傷めたりすることがあります。

第二章で述べたとおり、鼻水には、病原体や異物が体内に侵入するのを防ぐ役割があり、自然免疫の物理的・化学的バリアの役割を果たしています。

目にゴミが入ると涙が出るように、鼻から異物が入ると鼻水が出ます。花粉症（季節性アレルギー性鼻炎）の人は、シーズンになるとサラサラの鼻水が大量に出てきます。それは、花粉という過剰な異物を洗い流すために、鼻水の量を多くする必要があるからです。風邪で鼻水が出るのも、できるだけウイルスを洗い流そうとする働きによります。

こうした鼻と鼻水の調整は、自律神経がコントロールしています。免疫と自律神経の関係については後述します。
ここでは質問が多い、「鼻水の役割はわかったけれど、不快感からは逃れたい。鼻水を出しきってスッキリする方法はない？」ということについて、鼻のかみ方のNG集と適切なかみ方を紹介します。

〔鼻のかみ方NG集〕

×チーンと勢いよくかむ
耳の奥がキーンとなるのは、強くかみすぎ。強い反動と衝撃で耳の奥にある「中耳」に圧力がかかり、耳を傷めることがある。また、鼻水が耳の奥に入り込み、中耳炎を引き起こす可能性もある。

×両方の鼻を同時にかむ
ウイルスや細菌が含まれている鼻水が鼻の奥に入り込み、副鼻腔炎や中耳炎になる可能性がある。

×ティッシュペーパーや指でかきだす

鼻が詰まっていてなかなか鼻水が出ないときに、ティッシュペーパーをねじねじと詰め込んでかきだす、また、鼻水を指でかきだすなどすると、鼻の粘膜が傷つきやすい。鼻血が出る、傷からウイルスや細菌が入って感染症の原因になることも。

×鼻水を鼻の中に残したままにする

鼻に鼻水が残っていると、その中でウイルスや細菌が増殖し、気管支炎や肺炎を引き起こす可能性がある。

×鼻水をすする

鼻をかまずに鼻水をすすると、鼻水に含まれたウイルスや細菌が鼻の奥だけでなく耳の奥まで達することがあり、感染症や中耳炎の原因になる。また、鼓膜が薄くなる、弾力がなくなる、へこんだ状態になるなどで耳に支障が出ることもある。

×鼻毛を抜く

鼻水が多いからスッキリさせたい、鼻毛の手入れが面倒だからと鼻毛を抜いてしまう人がいるが、大きな間違い。鼻毛にはウイルスや細菌の体内への侵入を防ぐフィルターの役割がある。鼻毛を抜くとフィルターを除去することになり、異物が侵入しやすくなる。するとますます鼻水が出るばかりか、感染症の原因になる。鼻毛が気になるときは見える部分だけをカットすること。

×指で鼻をほじる。手で鼻をかむ

指で鼻をほじったり、洗顔時や入浴時に手で鼻をかんだり、ティッシュでかんでも指に付着したなどの場合は、その指からウイルスや細菌が口に入る、またその手でタオルやドアノブを触るなどすると人に感染する可能性がある。鼻水が手指に付着したときはすぐに石けんで丁寧に洗うこと。

×鼻の下に鼻水が付着する

鼻の下は清潔に保つ。鼻水が残っているとウイルスや細菌を含んでいる場合は口に入って感染しやすくなる。舌先でなめるのはもってのほか。

〔適切な鼻のかみ方〕

1　こまめにかむ

ウイルスや細菌が鼻の中で増殖するのを予防する、また、ついすすりたくなることを防ぐため、こまめにかんでおく。

2　口で息を吸ってから少しずつかむ

まずは口で息を吸ってから息を止め、口を閉じて鼻水を少しずつ前に送り出すようにしてかむ。

3　片方ずつかむ

ティッシュで片方の鼻を押さえ、片方ずつ、少しずつ、そっとかむ。コツはチーンという大きな音を発しないこと。すると鼻水が残りにくくてスッキリしやすく、耳への負担や鼻の周囲の皮膚を傷めることも少なくなる。

実践してみると、苦しさや不快感の軽減というメリットを体感できるでしょう。すると習慣化することも可能になります。

ただし、そのようにかんでも鼻水が残っている感覚が強い、なかなかかみきれないときは急性副鼻腔炎や急性鼻炎などの病気の可能性があります。早めに耳鼻咽喉科を受診してください。

A52　鼻はチーンと強くかまない。こまめに片方ずつ少しずつ、前に送り出すようにする。

Q53　熱いラーメンを食べると鼻水が出るのはなぜ?

熱い汁のラーメンやうどんを食べているときに鼻水が出てくることがあるでしょう。鼻には空気を体内に取り込む機能があり、できるだけ空気を体温と同じ程度の温度にしてから気管から気管支、肺に送っています。これら気道の粘膜にダメージを与えないためです。

熱い汁ものを食べて鼻水が出るのは、熱い湯気を鼻で冷ましてから肺に送るための生体防御の反応であり、自律神経のコントロールによって、湯気を熱いと感じたときには鼻水を出してその熱を冷まそうとするわけです。この場合、鼻水は、取り込む空気の温度調節をしています。

食事中に鼻水が出るのを避けるコツは、生体防御の反応を起こさせないことであり、湯気を鼻先に近づけないようにすることです。ガツガツと早食いをする、一度に多くをすすると、湯気が急速に大量に鼻に入ろうとします。すると鼻はその湯気を早く冷まそうとして、鼻水を大量に出します。つまり、熱い汁ものは、できるだけ鼻先から離し、冷ましてから口に入れる、少なめの量をそっと食べるようにすると、鼻水を少量に抑えることができます。試してみてください。

また、屋外などで寒いときにも鼻水が出ます。このとき、冷たい空気を体温に近い温度に温めようとして、血流を促すために鼻の毛細血管が開きます。すると鼻水の分泌量が増えるようになります。

近ごろ患者さんの数が増えた「寒暖差アレルギー」での鼻炎も同じ理屈です。これはアレルギー性疾患ではなく、温度差が激しい場所に移動したときや朝晩に寒気を感じたときに起こる鼻の生体防御反応です。ただし、鼻炎がある、また鼻の粘膜が弱い人は、鼻水が出る量が多く、生活に差し支えることがあるでしょう。その場合は治療が必要です。

冷気や寒暖差で鼻水が出たときに、「風邪かも」と思う人は多いのですが、屋内など温かい場所に移動するか、「密」ではない場所ならマスクの上から手袋やハンカチで鼻と口を覆って温める（ウイルスなど感染の可能性がある場合はNG）などすると鼻水は止まるので、風邪とは区別ができるでしょう。

また、アレルギー性疾患を含め、こうした生体防御の反応による鼻水の性状は「サラサラ」しています。2、3日たっても鼻水が治まらず、だんだんと「ネバネバ」としてきた場合は風邪などによる鼻水です。

A53　熱い食べ物、寒い屋外で鼻水が出るのは生体防御の反応。風邪の鼻水とは性状が違う。

Q54　リンパ液の流れを促すと免疫力は高まる？　その方法は？

リンパ系の説明をするときに最もよく受ける質問が、「リンパ液の流れを促すリンパマッサージをすると免疫力は高まるのか。血流はどう関係するのか」ということです。これまで見てきたように、骨髄や胸腺という一次リンパ組織で生まれた免疫細胞は、血液やリンパ液の流れに乗って全身をパトロールし、途中で見つけたウイルスや細菌を捕まえてリンパ節やリンパ管、腸管、のどの扁桃などの二次リンパ組織に移動して、その場を戦場として闘っています。

つまり、血液やリンパ液の流れは免疫細胞の活動にとって重要であり、血流を促すことと同様に、リンパ液の流れを促進することで免疫を高める効果が認められます。

また、リンパ液には二酸化炭素やアンモニアなどの老廃物を排出する作用があります。この働きが滞ると代謝に悪影響が及んで免疫細胞の働きを低下させます。その場合、例えば体のどこかに傷ができたときには細菌感染を起こしかねません。リンパ液も血液も、循環するべきものは循環してこそ代謝アップ、免疫力アップにつながります。

リンパマッサージといえば女性に人気がある癒やしや美容目的のものが知られていますが、医療では「リンパ浮腫」の治療を目的として実施されています。浮腫とはむくみのことです。リンパ浮腫の原因の多くが、がんの手術でリンパ節を取り除くことや、放射線治療によってリンパ液の流れが停滞することにあり、手や脚にむくみが生じます。乳がん、子宮がん、卵巣がんなど婦人科系のがんの手術後に発症するケースが多くなります。

健康な場合でも、リンパ液の流れが滞ると体がむくみます。むくみは誰しも経験があるように、とくにふくらはぎに多い現象です。重力の関係で夕方ごろから組織液が細胞の間にしみ出す量が増えてきて、下半身にたまりやすくなって生じます。寝転んで脚を壁に立てかけるなどして上げる、また就寝時には枕やクッションに脚を乗せて少し高くすると翌朝にはむくみが改善しているでしょう。それは、リンパ液の流れが心臓方向に促されて、組織液がリンパ管に回収されるからです。

逆に、むくみや冷えがあると、リンパ液の流れが滞っているアラームだととらえましょう。リンパ液の流れを促してむくみを改善することは、リンパ液中の免疫細胞の流れがスムーズになり、老廃物の代謝をアップすることになります。

Q37で述べたように、リンパ液は全身に張り巡らされているリンパ管や、その途中に豆粒大の大きさで関所のように存在するリンパ節の中を流れています。リンパ液の流れは、血液の流れとは違って一方通行です。どういうことかというと、血液は心臓から出て全身を回ってから心臓に戻るという循環ですが、リンパ液は、頭部や体の末端の手や足から心臓に向かうように一方向だけにゆっくりと流れています。そうなるように、リンパ管の内部には、リンパ液の逆流を防ぐ弁がついています。

全身の毛細血管からしみ出て細胞の間を浸している組織液が、リンパ管に入ってリンパ液になり、そのリンパ液は、左右の鎖骨の下で静脈と合流します。下半身と左の上半身から集まったリンパ液は左の鎖骨下静脈《さこつかじょうみゃく》の静脈角《じょうみゃくかく》というところに、右の上半身から流れてきたリンパ液は右の鎖骨下静脈の静脈角に入ります。

リンパ液の流れを自分で促すようマッサージをするにはまず、リンパ節があるところを大まかに把握しましょう。図25（２２２〜２２３ページ）のように、耳の下、首、鎖骨の下、わきの下、肘の内側、脚の付け根、膝の裏などに多く集まっています。

次に、図25、図26（２２４ページ）でリンパ液の流れる方向を確認しましょう。この流れる方向に沿って一方通行で、力を入れずに手のひらを使ってそっとなでる、さすると良

図25　リンパ節が集まる部位とリンパ液の流れ（全身）

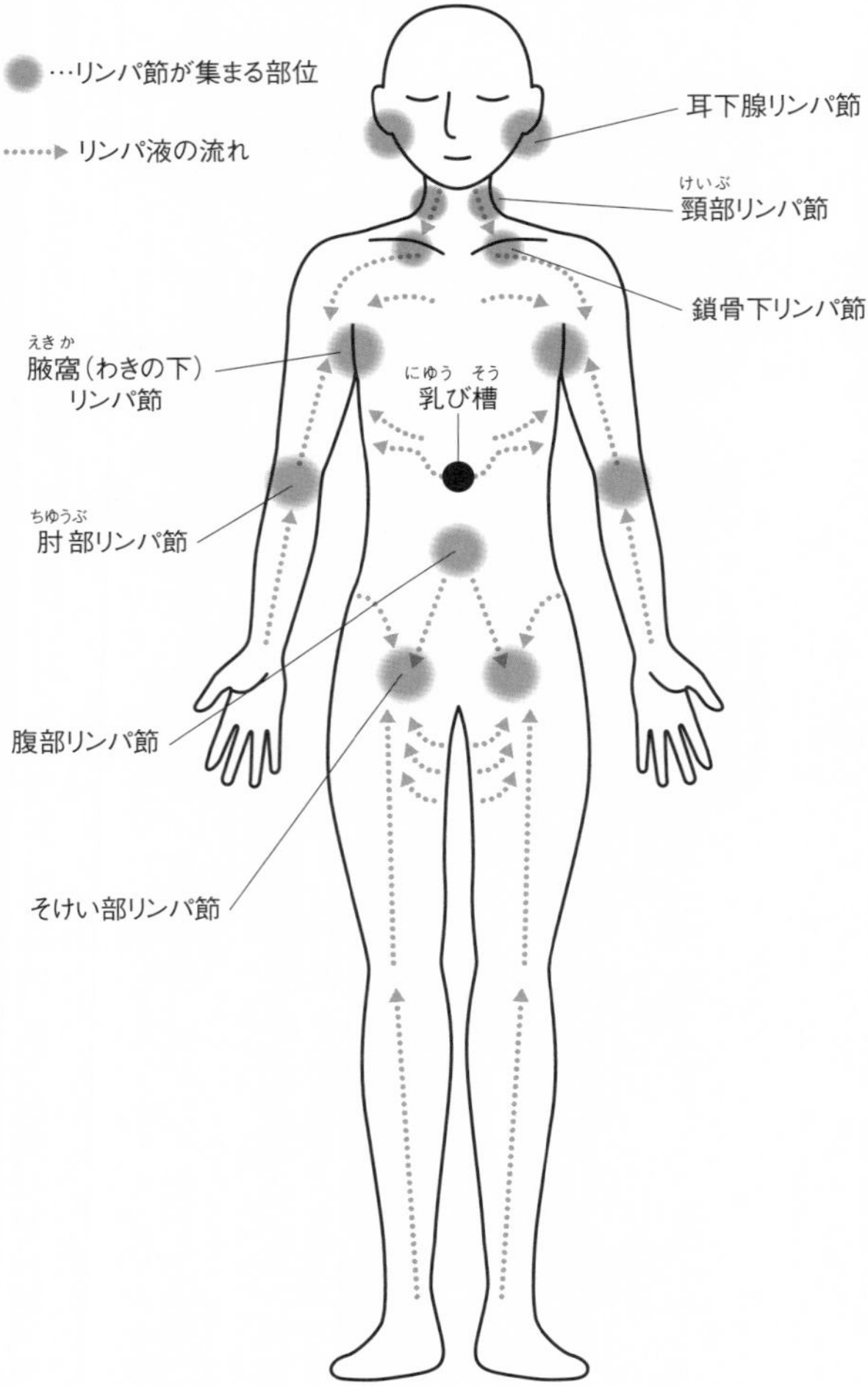

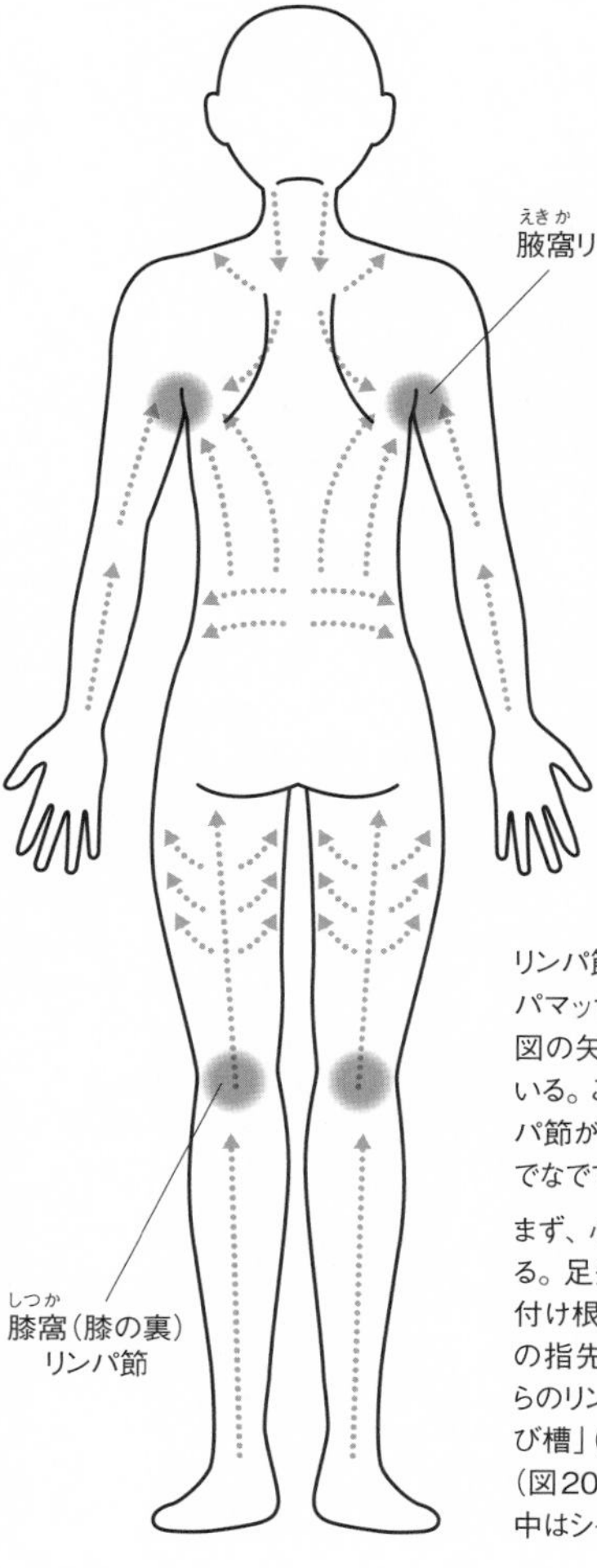

リンパ節が集まる部位を把握して、リンパマッサージを行うと良い。リンパ液は図の矢印の方向に一方通行で流れている。これに従い、手や足の先からリンパ節が集まる部位に向かって手のひらでなでていく。

まず、心臓から遠い右の足先から始める。足先→足首→膝の裏や膝→脚の付け根に向かう。左も同様に。腕も右の指先→肘→わきへ。下肢や腸管からのリンパ液は、おへその少し上の「乳び槽」（リンパ節ではない）を通って胸管（図20）に向かう。手が届きにくい背中はシャワーの水圧を利用すると良い。

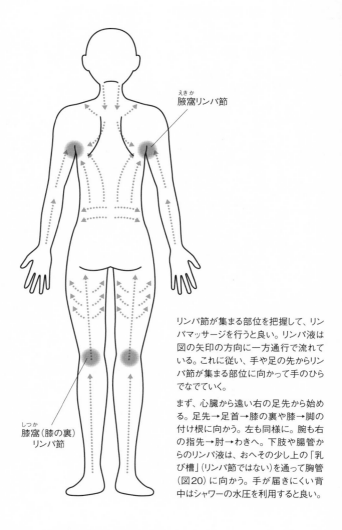

図26　リンパ節が集まる部位とリンパ液の流れ（頭部）

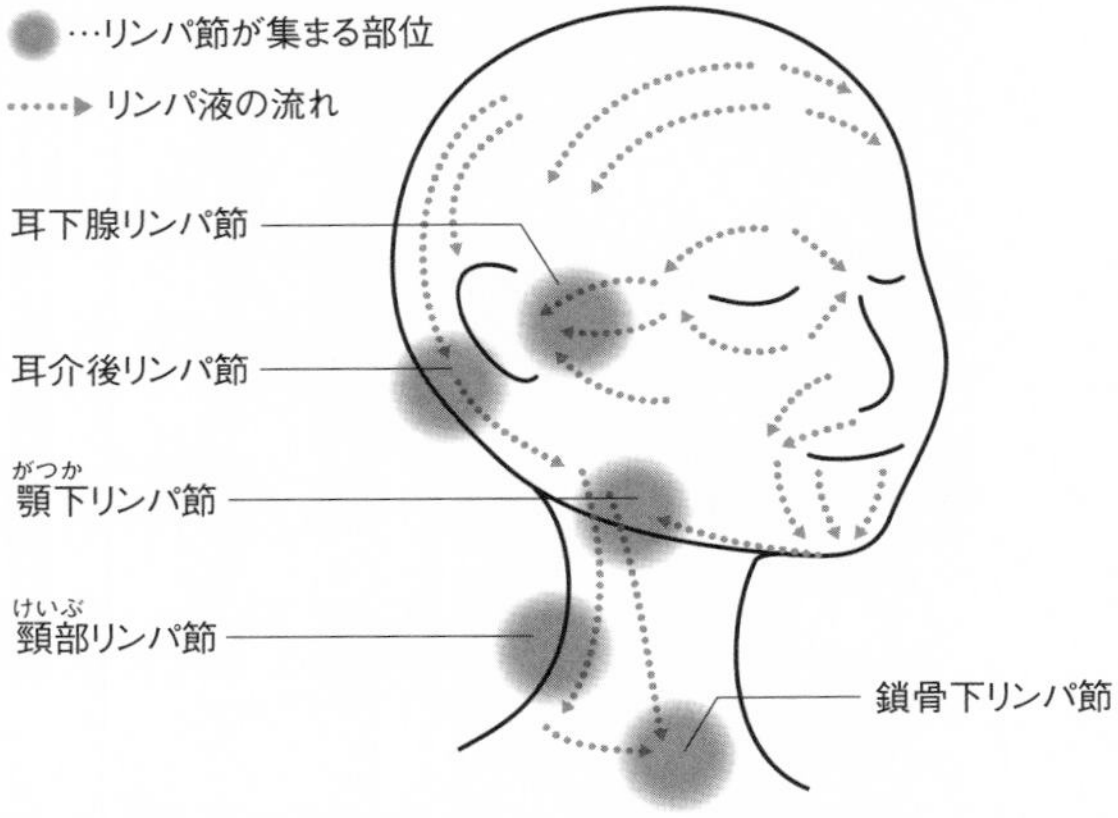

頭部は頭頂部→後頭部やこめかみ、耳の後ろへ、また、あご先→えら（顎下）→耳の前や後ろへ上がってから首筋（頸部）→鎖骨へ。指先の腹でやさしくなでていく。

いでしょう。流れる方向をあまり細かく気にする必要はありませんが、流れに逆らってさするのはむくみの原因になるのでしてはいけません。風呂で体を洗うときも、この流れに沿うと良いでしょう。

A54　リンパ節を意識してリンパ液の流れに沿ってさする。巡りと代謝が促進され、免疫力は高まる。

Q55　スギ花粉症では、根治が望める公的医療保険適用の治療法がある？

第六章でアレルギー性疾患とは、病原体ではない物質を免疫細胞が外敵だと判断して過剰に攻撃を続けることで発症する、免疫の異常による疾患だと述べました。

アレルギーや自己免疫疾患については日進月歩で治療法が開発されています。アレルゲンがスギ花粉とダニによるアレルギー性鼻炎に対する減感作療法として公的医療保険適用の「**舌下《ぜっか》免疫療法**（アレルゲン免疫療法）」と呼ばれる治療法が確立されつつあることを紹介しておきます。

舌下免疫療法は症状の根源である免疫に働きかける治療法で、具体的には、アレルゲンとなっているスギ花粉やダニの成分を薬で舌の下から体内に少しずつ投与し、体をアレルゲンに慣らしていく方法です。そうすることで、くしゃみ、鼻水、鼻づまりなどの症状を改善し、アレルギー性鼻炎の治療薬の軽減にも効能が認められています。

これまでは皮下免疫療法（皮下注射）で薬を投入していましたが、舌下免疫療法のほうが注射のストレスがないこと、また自宅で自分で手軽に投与できること、アナフィラキシーショックなどの重篤な副作用がほとんどないため、より安全であること、通院回数がおよそ月に1回ですむことなどのメリットがあり、患者さんにとっては朗報でしょう。

もうひとつ、スギ花粉症でこの治療を受けた患者さんの中には、交差反応（39ページ）があるヒノキによる花粉症の症状も軽減したというケースが多数報告されています。スギとヒノキの花粉の免疫反応を起こす物質は似ているためです。

2014年秋に、スギ花粉症に対する舌下免疫療法は公的医療保険が適用になりました。当初、薬は液体タイプだけでしたが、その後、錠剤タイプの新薬の登場でより簡便に服用することができるようになりました。錠剤の場合は、舌の下に置いて1分間放置し、溶けてから唾液で飲み込むだけです。その後は5分間だけ、うがいと飲食を控えます。先述のように、現在はダニアレルギーに対する舌下免疫療法の薬も保険適用になっています。

ただし、体に負担をかけずにアレルゲンに慣らしていくわけなので鎮痛剤のような即効性はなく、少なくとも3年以上続けなければ効果は期待できません。

2021年4月現在、舌下免疫療法の保険適用が開始されてから7シーズン目のため、ケーススタディの数が少ないのですが、70〜80％の患者さんに改善が見られていると報告されています。

アレルギーがあるかないかや症状の度合いは、血液検査でわかります。スギ花粉症が「軽症」という検査結果の20~30代の患者さんに舌下免疫療法を紹介すると、「軽症だし、3年以上は面倒」と言われることがありますが、放置すると年齢とともに症状は悪化し、治療期間も長くなる可能性は非常に高くなります。数年後に症状が重くなってから舌下免疫療法を始めるよりも、軽症のうちに早めに治癒をするほうが良いということを知っておいてください。

当院でも多くの患者さんがスギ花粉症に対する舌下免疫療法をされています。開始後数カ月で花粉症の1シーズン目を迎えたとき、すでに症状が楽になることを実感できるようです。「こんなに楽になるなら頑張って3シーズンは続けてやります」とほとんどの方が喜んでおられ、長期間、症状が緩和されることが期待できる治療法となっています。

A55　スギ花粉症は「舌下免疫療法」で根治が期待できる。新薬も登場して治療しやすくなった。

Q56 食物アレルギーは、皮膚のバリアを強化することで防げる？

食物アレルギーは、消化管で免疫システムがアレルゲンに反応して感作が成立する「腸管感作」が主な原因と考えられていました。しかし近ごろでは、乾燥などによる皮膚のバリア機能の破たんによる「経皮感作」でも食物アレルギーが進行することも明らかになっています。一方で、アレルゲンにあたる食物（例えば、卵アレルギーの場合は卵）を症状が出ないように調整しながらも少しずつ食べ続けることで「経口免疫寛容」が誘導されることもわかってきました。経口免疫寛容とは、口から入る飲食物など、体にとって無害なものや必要な成分には過敏な免疫反応を起こさない現象をいいます。

アトピー性皮膚炎の乳児に食物アレルギーを合併する例が多いのは、アトピー性皮膚炎でダメージを受けている皮膚から、生活環境中の食物の成分が体内へ侵入してアレルギー反応を引き起こすためです。例えば、アトピー性皮膚炎の患者さんのスキンケアにピーナッツオイルを含む液体を塗布すると、食物のピーナッツに対するアレルギーを発症するといった事例が知られています。

現在、日本皮膚科学会による診療ガイドラインでは、新生児のころからスキンケア（保湿剤の塗布などで皮膚の炎症を抑えてバリア機能を保つこと）をすることでアトピー性皮膚炎や食物アレルギーの発症が軽減することや、ぜんそくの予防にもつながるといったことが示されています。

他方、すでに日本人の約半数がかかっている花粉症について、幼少期から家畜を飼育している環境に育った人では、発症率が低いことが海外の調査研究でわかっています。この場合、家畜のふんが発生源の細菌成分「エンドトキシン」に乳幼児期から触れることによって免疫反応の成熟が進み、花粉症（ぜんそくも）の発症が抑えられたと考えられています。

つまり、現代社会における過度に衛生的な環境が、アレルギー性疾患の発症を増やしているとも言えるのです。

各種のアレルギーには、自然免疫のひとつの「皮膚のバリア機能の重要性」とともに、

「新生児期から幼少期にアレルゲンと言われる物質を完全除去しないで、徐々に慣れさせていくことが必要だ」ということが多くの研究で示されてきています。

普段の生活の中でウイルスや細菌などに微量に触れていくことは、非自己に接して自然免疫を刺激し、活性化させること、免疫応答を訓練することになる、すなわち免疫力を高めることにつながると言えます。

A56　乳児からのスキンケアで食物アレルギーやぜんそくを予防できる可能性がある。

Q57　自律神経とストレスと免疫力はどう関係する?

本章の冒頭で、免疫力を高める方法の大きな柱として「ストレスを避ける生活習慣」を挙げました。免疫力を高めるには、「充実した睡眠」「栄養のバランスが取れた食事」「軽い運動の実践」「酒やたばこは控える」といった生活習慣の継続が基本です。ただこれらの生活習慣は、ストレスがあるとすべてが崩れてしまいます。その意味でわたしは、ストレスを避けることとイコール、睡眠と食事と運動の充実につながるとして、第一にストレスの回避を挙げています。

その背景には、免疫システムと自律神経の働きの密接な関係があります。

自律神経には興奮時や緊張時、活動時、戦闘モードのとき、主に朝から昼に働く「交感神経」と、体が休まっているときや心が穏やかなとき、リラックスモードのとき、主に夕方から夜間に働く「副交感神経」の2種の系統があります。

この2つはバランスを取り合って心身の健康状態を調整しています。仕事に集中しているときやスポーツに熱中しているときは交感神経が優位になり、同神経の末端からはノルアドレナリンという神経伝達物質が放出されます。すると連接する器官に情報が伝達されて、心臓の場合は心拍数が増え、肺では気管支が拡張して呼吸が速くなり、胃腸での消化活動や唾液など全身の粘液の分泌は抑えられます。

やがて仕事やスポーツが終わってほっとしながら休憩すると、今度は副交感神経のほうが優位になり、同神経の末端からはアセチルコリンという神経伝達物質が放出されて、心拍数や呼吸が抑えられ、胃腸の消化活動や唾液の分泌は促されます。

ところが、仕事が終わっても緊張状態が続いて交感神経が終日優位になっているなど、どちらか一方だけが優位になり続けると、心身のバランスが崩れて体調が悪化します。

その理由に、交感神経が優位になると、免疫細胞のうちの顆粒球の数が増えてリンパ球が減ること、副交感神経が優位になるとその逆になることが挙げられます。

顆粒球の一種の好中球は自然免疫で病原体をパクパク食べること、リンパ球は獲得免疫の主役のT細胞やB細胞を含む血球であることはすでに述べたとおりです。

好中球は活性酸素を出して病原体を攻撃しますが、ケガやのどの腫れなど炎症がないのに精神的ストレスが高じている場合、病原体が不在のために自分自身の組織の細胞を標的にしてしまいます。とくに胃腸の粘膜は繊細なので攻撃を受けやすく、ストレスがあると胃がきりきりと痛む、便秘や下痢が続くといったことになりがちなのです。

また、ストレスが続くと脳を介して腎臓の上部にある副腎が刺激され、副腎皮質からコルチゾールというホルモンが大量に放出されます。そのため、コルチゾールは別名「ストレスホルモン」と呼ばれていて、ストレスが続くと血糖の濃度（血糖値）を上昇させ、免疫細胞の働きを強く抑制します。

ただし、コルチゾールは生体にとって必須のホルモンで、筋肉でのタンパク質の代謝や脂肪組織での脂肪の分解、抗炎症といった作用があります。そのため、コルチゾールはステロイド系の炎症抑制剤、免疫抑制剤として医薬品に応用され、アレルギー性疾患や自己免疫疾患の治療に幅広く活用されています。

言い換えれば、ストレスが生み出すコルチゾールは、それほど免疫細胞の活動を抑える力が強いということがわかります。

A57　ストレスが強いと交感神経の優位が続き、放出されるホルモンによって免疫力が低下する。

Q58　ストレスを避けるための具体的実践法のカギは？

ストレスとは現代では精神的側面が大きいのですが、気候、環境による体のストレスも相当なものです。

例えば、猛暑、極寒、寒暖差の中で生活するにあたっては、自律神経が平時のように体の健康状態を保とうとして心拍や血圧、体温の調整にかかります。しかし、自律神経による気温差の調整は7度までと言われ、屋内外や前日との差、昼と夜での比較でそれ以上になると調節のために自律神経のバランスが崩れ、頭痛やめまい、肩こり、イライラや憂うつ感などの症状が現れやすくなります。これを近ごろは「寒暖差疲労」と呼んでいます。

それに、度重なる災害、事件事故、感染症の流行など、自分ではどうしようもない事象に対峙せざるを得ないときの精神的ストレスでも、自律神経の調節が追い付かずに体調が崩れやすくなります。

ストレスが強いときは、風邪をひく、皮膚にじんましんができる、胃潰瘍や腸炎を発症する、むし歯や歯周病が悪化する、頭痛や肩こりがひどい、憂うつ感やイライラが激しいなどの症状が現れますが、それは免疫力が低下しているからです。

ストレスを避ける第一の具体的な方法とは、医学の観点では「ストレスの原因から物理的に離れる」ことです。花粉症の人が花粉から離れるのは健康を守る第一の策です。同様に、ストレスの原因からはできるだけ離れるようにしよう、ということです。

「コロナうつ」という言葉が生まれましたが、「新型コロナウイルスのニュースばかりが耳に入ってきてつらい」という患者さんはとても多くいらっしゃいます。精神的ストレスが蓄積しているときに、テレビやネットでその関連ニュースばかりに接し続けると、自律神経のバランスに影響して免疫力は低下するでしょう。

そういう憂うつ感を覚えたときには、意図的にストレスの原因となるニュースを見ることを避け、その時間に好みの音楽を聴く、読書をする、室内でもできる軽い筋トレをする、などといったことをしたほうが免疫力を維持することになります。

ストレスを回避するにあたり、次に有用な手段は「日ごろの睡眠の充実」です。7〜8時間の充実した睡眠によって自律神経のバランスが整い、血流やリンパ液の流れは促されます。病気にかかって炎症が現れても免疫細胞が活性化されるので軽症ですみます。「充実した睡眠は百薬の長」です。

また、「笑いが健康に良い」ということも知られています。国内外の研究で、笑いには「ナチュラルキラー細胞（ウイルスに感染した細胞やがん細胞を見つけ次第、直接攻撃する細胞。Q22）を活性化させる」「睡眠をコントロールし、精神を安定させる神経伝達物質のセロトニン（通称・幸せホルモンと呼ばれる）を分泌する」「唾液中のIgA（抗体の一種。Q31）の濃度が増える」など、多くの効能を示す報告があります。

とくに面白いことがなくても、笑い顔になるストレッチをする、つくり笑いをする、わっはっはと笑う（運動として笑う）ことで、表情筋の動きや脳への刺激から、セロトニンの分泌が促されるということもわかっています。こういったことを患者さんに話しながら、わたしもしんどいときほど、無理をしてでも笑うことを心がけています。

A58　ストレスの原因から離れ、睡眠の充実をはかり、笑う。

Q59　激しい運動が健康に良くない理由は？　免疫が関係する？

激しい運動をすると活性酸素が大量に発生し、脳や体の組織の細胞を酸化させてダメージを与えることはよく知られています。そしてもうひとつ、免疫細胞の状態にも関係していることを知っておいてください。

激しい運動の最中は、免疫細胞のヘルパーT細胞、キラーT細胞、B細胞、ナチュラルキラー細胞などの量がどんどんと増加しますが、運動終了後にはがくんと急激に減少します。それも、運動前よりもかなり減ることがわかっています。とくにナチュラルキラー細胞においてそれが顕著です。

これは、激しい運動後には免疫の力が急速に低下することを意味します。つまり、ぐったりするような激しい運動をした後は、ウイルスや細菌に感染しやすい状態だと言えます。アスリートは風邪をひきやすいと言われる理由でもあるのです。とくに、日ごろ運動をあまりしない人がいきなりマラソン大会に出場する、速く泳ぐなどすると、感染症のリスクが高まります。ステイホームでストレス発散のために、日ごろはしないジョギングを急に始めてすぐに風邪をひいたという患者さんもいます。

その一方で、ウォーキングやヨガ、ストレッチなど、軽く体に負荷をかける適度な運動を日ごろから行っている場合は、ナチュラルキラー細胞をはじめ免疫細胞は標準より活性化していると考えられています。適度な運動を日常的に実践することは生活習慣病やうつ病、認知症など多くの病気の予防として各医学会が推奨していますが、感染症対策としての免疫力アップの観点からも、有用です。

医学的に勧められることは、血流やリンパ液の流れを促して体温を少し上げるためにも、軽く汗をかく程度のウォーキングを1日に20〜40分と、ヨガやストレッチ、軽めの筋トレを組み合わせて実践することです。これぐらいの適度な運動をする日数が多ければ多いほど、風邪をひいても軽症ですむ、また回復にかかる日数も短くなる、という報告はたくさんあります。適度な運動は免疫力を高めるということを示しています。

A59　激しい運動後はナチュラルキラー細胞の量が激減して免疫力が低下する。適度な運動を日常的に継続すると免疫力が向上する。

Q60　免疫力を高める食事は？

ストレスを回避して自律神経のバランスを整えるにあたり、もうひとつ重要な要素は食事です。第五章で、腸管には体の70％もの免疫細胞が集まっていることと、その免疫細胞は腸内細菌のありようと深く関わっていることを述べました。当然、食事の内容は腸内の状態に直接的に影響を与えます。

腸管には、善玉菌、悪玉菌、日和見菌が共存していますが、これらのバランスの黄金比率がわかっています。「善玉菌：悪玉菌：日和見菌＝２：１：７」であると、腸の免疫細胞が活性化するというものです。悪玉菌の数がこれ以上増えると、免疫力は低下するといいます。自分の腸内細菌の比率がわかるわけはないのですが、毎日、今日は腸の調子が良いな、今日は便秘気味だな、おなかを下し気味だな、という感覚はわかるでしょう。調子が良いな、と思えば、この比率が維持できている可能性は高いと思われます。

腸内環境を整えるために多くの医師が勧めているのが、「プロバイオティクス食品」です。これは生きたまま腸に届いて腸にとって有用に働く微生物のプロバイオティクスを含む食品を指し、その代表がヨーグルトをはじめとする発酵食品です。

ヨーグルトに含まれるビフィズス菌やブルガリア菌などの乳酸菌はナチュラルキラー細胞などの免疫細胞を活性化します。また多くの漬物、味噌《みそ》、納豆など日本人になじみが深い発酵食品も同様です。

次に推奨されるのが、食物繊維やオリゴ糖を含む食材です。海藻類、キノコ類、野菜に多く含まれることはよく知られています。

しかし、どれをどう食べると良いかといった細かい食事管理はなかなか続くものではありません。そこで、定食屋で食べる膳に揃った和定食をイメージしてみてください。一汁三菜で肉や魚、豆類などのタンパク質のおかずをメインに、ゆっくりよく噛《か》んで唾液を促すように食べると栄養のバランスが取れた食事になるでしょう。

もうひとつのコツは、体温より冷たいものはなるべく食べないことです。免疫細胞のひとつのマクロファージ（自然免疫で働く食細胞）は体温が上昇すると活性化すること、逆に体温があまりに低下すると活性が弱くなるということがわかっています。

体温は日々の運動や睡眠、風呂の入り方などに影響を受けますが、そのほかに日に三度の食事の内容が強く反映されます。また、のどから胃腸の粘膜は冷たいものや熱いものの刺激に弱く、冷たいもの、熱いものを食べたときはつらいことがあるでしょう。

とくに疲れているとき、ストレスを感じているとき、風邪をひいているときなどは免疫細胞の活性化を考えて、体温と同じぐらいの常温か、やや温かくて粘膜に刺激が少なく、なおかつ体温が上昇すると思われる飲食物をとりましょう。

A60　栄養のバランスが取れた一汁三菜の和定食を。常温か温かいものを食べる。

以上をまとめますと、免疫力を高める方法は、ワクチンを接種し、日常的には鼻呼吸をして、のどと鼻を適切に丁寧にケアする、リンパ液の流れを促す、ストレスを回避する、睡眠と食事と運動の生活習慣を整えるといったことです。どれも医学的に免疫細胞の活性化にとって有用だということが明らかになっています。「あたり前では」と思われるかもしれませんが、免疫のしくみがわかったところで、生活上で実際にこういったことを継続しているかどうかを見つめ直してみてください。

おわりに　免疫の増強も病気の改善も、必ず方法はある

本書の「はじめに」で、複雑な免疫のしくみを理解するには、免疫の5W1H（誰が・いつ・どこで・何を・なぜ・どのように）をポイントとして押さえながらストーリーとしてイメージしましょう、と述べました。

これを端的に言いますと、免疫のしくみとは、「白血球の一種である免疫細胞が・日ごろから、またウイルスや細菌が侵入したときに・リンパ組織で・ウイルスや細菌との格闘を・自分の体を守って同じ感染症に二度はかからない（あるいはかかっても軽症ですむ）ために・自然免疫と獲得免疫が働いてウイルスや細菌を撃退すること」になります。

そのために活躍する免疫細胞のナチュラルキラー細胞や樹状細胞、マクロファージ、T細胞、B細胞ら役者陣の働きぶりについて、知れば知るほどに、キャラクター化できるほど生き生きしているとわたしは感じ取っています。ときには自分の体内でそういった細胞

が働いていることに思いをはせ、免疫細胞たちを元気にする生活習慣を実践してみようではありませんか。

締めくくりにあたり、本文で述べたことですが、耳鼻咽喉科専門医・気管食道科専門医としてここで再度、強調しておきたいことを2つお伝えします。

わたしは、新型コロナウイルス感染症の疑いがある患者さんには、初期症状の嗅覚障害・味覚障害の有無について注意して診察をしています。Q9で述べたように、2021年4月現在、同感染症の患者さんのおよそ半数に、嗅覚異常・味覚異常が現れていることがわかっています。

ただ嗅覚は低下していても自分では気づかないこともあるため、さらに多くの人にこの兆候があるとも言われています。

発熱やせきの症状がある場合はもちろん、もし「のどは痛くないしせきも熱もない、でも、においがしない。食事も味が薄い気がする」と感じたら、新型コロナウイルス感染症の症状かもしれません。とくに体調が悪いときは、嗅覚・味覚が平常時に比べてどうかを確認してください。

そして、日ごろから常に、ウイルスの侵入口である「のど・鼻」を、保湿・保温をして守りましょう。これは新型コロナウイルスのみならず、すべての感染症予防と、ヒトの免疫力の増強に有用なことです。


また本文で免疫学の分野で著名な数名の医学者を紹介したように、日本ではノーベル賞級の優れた発見がいくつか続き、その研究成果は今後多くの病気を改善する可能性が高いことで注目されています。近いうちに、新型コロナウイルスの全容解明も期待できるでしょう。そして、今後も繰り返すだろう感染症との闘いへ向けて、21世紀初頭における新型コロナウイルスとの闘いが人類に学習の一石を投じたことを記憶しておきたいと思います。

一方、新型コロナの流行下では日本の検査体制・保健所機能・入院ベッド数を含めた医療提供体制がいかに貧弱であったかが浮き彫りになり、そのために患者さんや医療関係者をはじめとするすべての人々が不安や恐怖に陥りました。

これまで高齢社会や疾患の多様化などの社会情勢を考えずに、医療体制を過剰に縮小・

減弱・削減してきた結果が皮肉にも新型コロナウイルス感染症の流行という未曽有の事態で明らかとなり、この点についても大いに反省し改善すべき課題であることを思い知らされました。

さらに、基礎疾患を持つ患者さんが、病院での新型コロナウイルスの感染を恐れて「受診控え」をされ、「疾患が重症化し、入院」「救急搬送の事態に」「がんの発見の遅れ」という事例報告がいまも数多く続いています。臨床医として、「体調に異変を感じたら、すぐにかかりつけ医や医療機関を受診してください」ということもお伝えします。

かかりつけ医がない人や感染が心配な場合は、周知のとおり、「オンライン診療」が初診から受けられるようになって普及してきているので、この機会にぜひ活用しましょう。オンライン診療の方法がわからない、不安なことがあるなどの場合は早めに、医師や家族ら周囲の人、地域の役所などに相談してください。

免疫の増強も病気の改善も、必ず方法はあります。

最後に、この本の企画・編集をご担当いただいた朝日奈ゆかさん、岩田なつきさん、藤原椋さんはじめ株式会社ユンブルの皆さまと、集英社新書編集部の金井田亜希さんには大変お世話になりました。とくに、新型コロナの情報についての度重なる加筆修正に根気強くお付き合いいただきました。この場を借りて厚くお礼申し上げたいと思います。

遠山祐司

2021年4月

主要参考文献

審良静男、黒崎知博『新しい免疫入門　自然免疫から自然炎症まで』講談社ブルーバックス、２０１４年

岩田幸一、井上富雄、舩橋誠、加藤隆史編集『基礎歯科生理学』第7版、医歯薬出版、２０２０年

江上一郎『すべての不調は口から始まる』集英社新書、２０２０年

河本宏『もっとよくわかる！　免疫学』羊土社、２０１１年

河本宏著、しおざき忍作画『マンガでわかる免疫学』オーム社、２０１４年

岸本忠三、中嶋彰『現代免疫物語 beyond　免疫が挑むがんと難病』講談社ブルーバックス、２０１６年

切替一郎原著、野村恭也監修、加我君孝編集『新耳鼻咽喉科学』改訂11版、南山堂、２０１３年

齋藤紀先『休み時間の免疫学』第3版、講談社、２０１８年

坂口志文、塚﨑朝子『免疫の守護者　制御性T細胞とはなにか』講談社ブルーバックス、２０２０年

デイヴィッド・サダヴァほか著、石崎泰樹、丸山敬監訳『カラー図解　アメリカ版　大学生物学の教科書　第3巻　分子生物学』講談社ブルーバックス、２０１０年

澤田幸男、神矢丈児『腸が寿命を決める』集英社新書、２０１５年

谷口克監修、宮坂昌之、小安重夫編集『標準免疫学』第3版、医学書院、２０１３年

ダニエル・M・デイヴィス著、久保尚子翻訳『美しき免疫の力　人体の動的ネットワークを解き明かす』NHK出版、２０１８年

仲野徹『みんなに話したくなる感染症のはなし　14歳からのウイルス・細菌・免疫入門』河出書房新社、

2020年
野村恭也、小松崎篤、本庄巌総編集『21世紀耳鼻咽喉科領域の臨床』全21巻および別巻、中山書店、1999〜2002年
福田正博『糖尿病は自分で治す!』集英社新書、2016年
ゲルト・リュディガー・ブルメスター著、奥村康、橋本博史監訳『カラー図解　臨床に役立つ免疫学』メディカル・サイエンス・インターナショナル、2006年
松本健治監修『運動・からだ図解　免疫学の基本』マイナビ出版、2018年
宮坂昌之『新型コロナ　7つの謎　最新免疫学からわかった病原体の正体』講談社ブルーバックス、2020年
宮坂昌之『免疫力を強くする　最新科学が語るワクチンと免疫のしくみ』講談社ブルーバックス、2019年
宮坂昌之、定岡恵『免疫と「病」の科学　万病のもと「慢性炎症」とは何か』講談社ブルーバックス、2018年
『改訂　生物基礎』東京書籍、2019年
『改訂版　生物基礎』数研出版、2016年検定済
『高校生物基礎　新訂版』実教出版、2016年検定済
『高等学校　改訂生物基礎』第一学習社、2016年検定済
『生物基礎　改訂版』新興出版社啓林館、2016年検定済

『チャート式シリーズ　新生物　生物基礎・生物』数研出版、２０１３年
『中学保健体育』学研教育みらい、２０２０年
『中学校保健体育』大日本図書、２０２０年
『専門医通信』第61号、日本気管食道科学会、２０２０年
『日本医師会雑誌』第１４９巻・特別号（２）、日本医師会、２０２０年
『日本鼻科学会会誌』第56巻第４号、日本鼻科学会、２０１７年
『ENTONI』No.251、全日本病院出版会、２０２０年
『Hospitalist』Vol.8 No.1、メディカル・サイエンス・インターナショナル、２０２０年
『J-IDEO』Vol.4 No.6、中外医学社、２０２０年
『JOHNS』Vol.29 No.3、東京医学社、２０１３年
『RIKEN NEWS』No.344、２０１０年

Gleeson M, Bishop NC, The T cell and NK cell immune response to exercise. Ann Transplant. 2005; 10(4): 43-48.
Jinnohara T et al., IL-22BP dictates characteristics of Peyer's patch follicle-associated epithelium for antigen uptake. J Exp Med. 2017; 214(6): 1607-1618.
Kawamoto S et al., $Foxp3^{+}$ T Cells Regulate Immunoglobulin A Selection and Facilitate Diversification of Bacterial Species Responsible for Immune Homeostasis. Immunity. 2014; 41(1): 152-165.

Kimura S et al., Osteoprotegerin-dependent M cell self-regulation balances gut infection and immunity. Nat Commun. 2020; 11(1): 234.

Welge-Lüssen A, Wolfensberger M, Olfactory disorders following upper respiratory tract infections. Adv Otorhinolaryngol. 2006; 63: 125-132.

Zimmer P et al., Exercise induced alterations in NK-cell cytotoxicity-methodological issues and future perspectives. Exerc Immunol Rev. 2017; 23: 66-81.

朝日新聞　新型コロナウイルス最新情報　https://www.asahi.com/topics/word/%E3%82%B3%E3%83%AD%E3%83%8A%E3%82%A6%E3%82%A4%E3%83%AB%E3%82%B9.html

大阪大学　免疫学フロンティア研究センター　http://www.ifrec.osaka-u.ac.jp/index.htm

厚生労働省　新型コロナウイルス感染症について　https://www.mhlw.go.jp/stf/seisakunitsuite/bunya/0000164708_00001.html

国立研究開発法人　科学技術振興機構　https://www.jst.go.jp/seika/

日本経済新聞　新型コロナウイルス感染　世界マップ　https://vdata.nikkei.com/newsgraphics/coronavirus-world-map/

NHK特設サイト　新型コロナウイルス　https://www3.nhk.or.jp/news/special/coronavirus/

企画構成　朝日奈ゆか／岩田なつき／藤原椋（株式会社ユンブル）
図版作成・レイアウト　MOTHER

遠山祐司（とおやま ゆうじ）

耳鼻咽喉科専門医。気管食道科専門医。一九五八年大阪府生まれ。関西医科大学卒業。医学博士。医療法人とおやま耳鼻咽喉科（大阪市都島区）理事長・院長。都島区医師会議長・前会長。大阪府医師会代議員・同調査委員会元委員長。二〇二〇年春、新型コロナの第一波時、大阪市の都島ＰＣＲ検査センターで医師の指揮をとる。メディアにも多数出演、免疫や感染症にまつわる鼻・のど・気管の健康などについて啓発する。

免疫《めんえき》入門《にゅうもん》 最強《さいきょう》の基礎知識《きそちしき》

集英社新書一〇六七Ｉ

二〇二一年五月二二日 第一刷発行

著者……遠山祐司《とおやまゆうじ》

発行者……樋口尚也

発行所……株式会社集英社

東京都千代田区一ツ橋二-五-一〇 郵便番号一〇一-八〇五〇

電話 〇三-三二三〇-六三九一（編集部）

〇三-三二三〇-六〇八〇（読者係）

〇三-三二三〇-六三九三（販売部）書店専用

装幀……原 研哉

印刷所……大日本印刷株式会社 凸版印刷株式会社

製本所……ナショナル製本協同組合

定価はカバーに表示してあります。

ISBN 978-4-08-721167-2 C0247

Printed in Japan

集英社新書　好評既刊

医療・健康——I

手術室の中へ——麻酔科医からのレポート　弓削孟文
赤ちゃんと脳科学　小西行郎
病院なんか嫌いだ　鎌田實
うつと自殺　筒井末春
人体常在菌のはなし　青木皐
医師がすすめるウオーキング　泉嗣彦
病院で死なないという選択　中山あゆみ
インフルエンザ危機《クライシス》　河岡義裕
心もからだも「冷え」が万病のもと　川嶋朗
知っておきたい認知症の基本　川畑信也
貧乏人は医者にかかるな！ 医師不足が招く医療崩壊　永田宏
禁煙バトルロワイヤル　太田光　奥仲哲弥
専門医が語る 毛髪科学最前線　板見智
誰でもなる！ 脳卒中のすべて　植田敏浩
新型インフルエンザ 本当の姿　河岡義裕
医師がすすめる男のダイエット　井上修二

肺が危ない！　生島壮一郎
ウツになりたいという病　植木理恵
腰痛はアタマで治す　伊藤和磨
介護不安は解消できる　金田由美子
話を聞かない医師 思いが言えない患者　磯部光章
発達障害の子どもを理解する　小西行郎
先端技術が応える！ 中高年の目の悩み　横井則彦
災害と子どものこころ　清水將之　柳田邦男　井出浩　田中究
老化は治せる　後藤眞
名医が伝える漢方の知恵　丁宗鐵
ブルーライト 体内時計への脅威　坪田一男
子どもの夜ふかし 脳への脅威　三池輝久
腸が寿命を決める　澤田幸男　神矢丈児
日本は世界一の「医療被曝」大国　近藤誠
「間」の悪さは治せる！　小林弘幸
すべての疲労は脳が原因　梶本修身
西洋医学が解明した「痛み」が治せる漢方　井齋偉矢